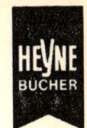

Ingrid Pfendtner

Melatonin

**Das Wunderhormon, das aus dem Körper kommt
Länger, besser und gesünder leben mit Melatonin**

Originalausgabe

WILHELM HEYNE VERLAG
MÜNCHEN

HEYNE RATGEBER
08/5072

Umwelthinweis:
Dieses Buch wurde auf
chlor- und säurefreiem Papier gedruckt.

Copyright © 1996 by Wilhelm Heyne Verlag GmbH & Co. KG, München
Printed in Germany 1996
Umschlaggestaltung: Atelier Adolf Bachmann, Reischach
Satz: prosatz, Vladimir Pospischil, Stadtbergen
Druck und Bindung: Ebner Ulm

ISBN 3-453-10995-3

Inhalt

Melatonin:
Das natürliche Wunder

Melatonin ist ein Wunder, das Verblüffendes kann. Es macht müde und topfit, euphorisch und zu Tode betrübt. Es hält den Körper jung und frisch, kann aber auch krank machen. In den USA kann man Melatonin in Gesundheitszentren und Reformhäusern kaufen, es steht dort gleich neben den Vitaminen. In Deutschland gelten Melatonintabletten als Arznei und müssen vom Arzt verschrieben werden.

Melatonin aktiviert uns am Tage und wiegt uns in einen tiefen Schlummer in der Nacht. Es erweckt die Lebensgeister im Sommer und bringt uns gesund durch den Winter. Melatonin verschafft den Kindern einen optimalen Start ins Leben, indem es die Fruchtbarkeit und Sexualität der Erwachsenen stimuliert. Es startet die Pubertät und läßt uns altern. Es stärkt die Abwehrkräfte, entgiftet den Körper, hilft bei einigen Krebserkrankungen und schützt vor Verkalkung im Alter. Melatonin trägt entscheidend zu Wohl und Wehe bei, sorgt für Harmonie in uns und mit unserer Umwelt.

Melatonin, so scheint es, ist ein Wunderhormon. Seit rund 150 Jahren erforschen Wissenschaftler und Ärzte die Wirkung der Hormone – chemischer Botenstoffe, die ganz bestimmte Befehle und Signale an die Organe vermitteln. Streßhormone etwa stärken die Kräfte, Geschlechtshormone formen zu Mann oder Frau, das Wachstumshormon macht Kinder groß. Nur Melatonin konnten die Forscher lange Zeit keinerlei Funktion zuordnen. Heute weiß man: Melatonin koordiniert die Arbeit der einzelnen Organe wie ein Dirigent sein Orchester. Allerdings nicht als Chef, Melatonin wirkt als Zuträger. Es informiert unseren Körper, ob es Tag oder Nacht, Sommer oder Winter ist. Jeden Morgen meldet es: »Ein neuer Tag beginnt.«

Erst mit diesem – fast banal klingenden – Hinweis fangen die Zellen und Gewebe, Organe und Organsysteme an, im Einklang miteinander zu arbeiten. Die Organe wissen nicht, ob es Tag oder Nacht ist. Sie brauchen den Startbefehl, der ihnen durch das Melatonin überbracht wird.

Nur mit dem Wissen, das Melatonin vermittelt, können sie ihre Aktivitäten in idealer Weise aufeinander abstimmen und uns mit Kraft und Energie, Ausdauer und guter Laune ausstatten – für einen gelungenen Tag, für ein erfolgreiches und gesundes Leben.

Doch der moderne Lebensstil bedroht diese Harmonie. Glühlampen und Neonröhren verlängern den Tag, Streß und Hektik rauben Großstadtmenschen den Schlaf, Schichtarbeit zerstört den natürlichen Tag-Nacht-Rhythmus. Ohne Rücksicht auf Sommer oder Winter verlangen wir von Kopf und Körper stets die gleiche Leistung. Das Auto pflegen wir, seinen Motor schonen wir, doch den eigenen Körper setzen wir verschmutzter Atemluft aus, er muß belastete Nahrung verdauen. Das fordert unsere Abwehr heraus.

Elektrosmog bringt die körpereigene Melatoninproduktion zum Erliegen. Die Folge: Viele unter uns fühlen sich erschöpft und müde, traurig und depressiv, anfällig für Infektionen, alt und krank.

Melatonin kann helfen, diesen Teufelskreis zu durchbrechen. Der Körper selbst bildet Melatonin. Man kann ihm dabei helfen. Das Rezept? Entlasten Sie das Hormon bei seinen Aufgaben, vermeiden Sie Raubbau. Halten Sie Ihren Melatoninhaushalt in Schwung. Das verhilft Ihnen zu vielen gesunden und vitalen Jahren.

Melatonin – wie es wirkt und was es kann

Ein Morgen im Sommer: Um sieben Uhr rasselt der Wecker. Die Sonnenstrahlen blitzen durch die Rolloschlitze. Sie liegen vielleicht schon wach und lauschen dem Vogelgezwitscher. Schnell springen Sie aus dem Bett. Sie fühlen sich fit und munter und voller Tatendrang. Beim Frühstück glänzen Sie durch gute Laune. Nicht einmal das schmutzige Geschirr von gestern abend oder der übliche Stau auf dem Weg zur Arbeit stört Ihr Gemüt.

Doch ganz anders verhält es sich im Winter. Der Wecker schreckt Sie aus dem Schlaf. Das Aufstehen fällt Ihnen schwer. Auch der Kaffee macht Sie nicht richtig munter. Irgendwie stört Sie alles, Ihre Familie geht Ihnen besser aus dem Weg. Erst gegen zehn Uhr tauen Sie auf. Abends verhält es sich ähnlich: Im Sommer zwingt Sie die Uhr ins Bett, obwohl Sie sich noch gar nicht müde fühlen. Im Winter dagegen könnten Sie schon um halb zehn unter die warme Decke kriechen.

Warum ist das so? Woher kommen diese extremen Unterschiede? Sie ahnen es sicher: Die Sonne macht das – oder genauer: das Melatonin.

Melatonin sagt, wann Tag ist

Das Tageslicht bestimmt, ob und wie lange der Körper Melatonin produziert. Nur in der Nacht nimmt die Zirbeldrüse, ein erbsenkleiner Anhang mitten im Gehirn, ihre Arbeit auf und erzeugt Melatonin. Dann kreist das Hormon mit dem Blut durch den Körper und erreicht alle

Organe. So lange, bis wir die Augen öffnen und ins Tageslicht blicken. Sofort schickt das Auge Nervenimpulse ins
Gehirn – in den Hypothalamus, einem Teil des Zwi-
schenhirns und oberster Chef des Hormonsystems. Dort
gibt es zwei Nervenknäuel, suprachiasmatische Kerne
genannt. Weil dieser Zungenbrecher selbst Fachleuten
Probleme bereitet, hat sich die Abkürzung SCN durchgesetzt. Die SCN registrieren das Signal »Licht« aus dem
Auge und schicken es weiter zu größeren Nervenknäueln
im Hals, und von ihnen kommt es endlich in die Zirbeldrüse. Warum das Lichtsignal bei Menschen diesen
Umweg – erst ins Gehirn, von da in den Hals und dann
wieder zurück – macht, weiß niemand so recht, aber es
funktioniert. Die Zirbeldrüse beendet ihr Nachtwerk. Sie
hört auf, Melatonin zu erzeugen. Im Blut zirkuliert nun
erheblich weniger Melatonin.

> Licht bremst die Freisetzung des Hormons, während
> der Dunkelheit wird Melatonin reichlich ausgeschüttet.
> Das heißt, nachts haben die Menschen vier- bis sechs-
> mal soviel Melatonin im Blut als tagsüber. Am Auf und
> Ab des Melatoninspiegels erkennt unser Körper die
> Tages- oder Nachtzeit.

Selbst die Jahreszeiten erfahren die Organe über das
Melatonin. Je länger die Nacht dauert, um so länger arbeitet die Zirbeldrüse, um so länger zirkuliert das Melatonin
im Blut. An der Dauer der Melatoninausschüttung erkennt
der Körper, wann die Tage länger oder kürzer werden, ob

der Winter naht oder ob es Sommer ist. So vermittelt Melatonin zwischen Umwelt und Innenwelt. Doch Melatonin gibt nicht nur Informationen von draußen weiter, sondern wirkt auch selbst auf andere Hormondrüsen. Indem es etwa die Geschlechtsdrüsen beeinflußt, macht es viele Säugetiere nur zu einer bestimmten Jahreszeit fruchtbar. Das hat seinen Sinn: Nur wenn es warm ist und es genügend zu fressen gibt, ist es vernünftig, Nachwuchs in die Welt zu setzen. Der Mensch dagegen hat es im Laufe seiner Entwicklung geschafft, seinen Kindern das ganze Jahr über Geborgenheit zu gewährleisten.

Der Einzelkämpfer

Hormone spielen bei allen Lebensvorgängen eine entscheidende Rolle. Sie tragen die Verantwortung, ob wir hungrig sind, schläfrig oder wütend, Lust auf Sex haben, unter Haarausfall und Akne leiden, schwanger werden oder nicht – Hormone mischen mit. Die Bezeichnung Hormon geht zurück auf das griechische Wort *hormao*. Es heißt »ich treibe an, ich setze in Gang«. Als chemische Boten überbringen die Hormone Befehle und Signale an die Organe und veranlassen diese zu ganz bestimmten Aktionen.

Wissenschaftler kennen derzeit über 100 verschiedene Hormone. Es sind kleine und kleinste Stoffe, die zu Dutzenden im Blutstrom treiben und ihr Zielorgan suchen. Dort sitzen spezifische Empfänger für die Boten. Das jeweilige Hormon paßt auf den Empfänger wie ein Schlüssel zum Schloß. Das Thyroxin aus der Schilddrüse beispielsweise kontrolliert unseren Stoffwechsel. Es findet seine Empfänger an vielen verschiedenen Zellen des Körpers. Das Streßhormon Adrenalin wirkt auf Herz, Lunge und Blutgefäße, es spornt diese zu Höchstleistungen an. Im Darm sucht Adrenalin vergebens nach seinem Schloß.

Die Mengen sind unglaublich klein: Einige Zielzellen reagieren schon auf ein billiardstel Gramm Hormon je Gramm Blut. Wenn Menschen das gleiche leisten wollten, dann müßten sie aus einem Schwimmbecken, das bis zum Rand mit Kaffee gefüllt ist, eine Prise Zucker herausschmecken können. Nur zwei Gramm Hormon gibt die Schilddrüse ein ganzes Menschenleben lang an das Blut ab. Und in seinen besten Jahren produziert der Hoden eines Mannes insgesamt bescheidene zehn milliardstel Gramm des männlichen Geschlechtshormons Testosteron. Der Östrogenspiegel einer Frau liegt zwischen 50 und 150 Pikogramm (billionstel Gramm) je Milliliter Blut vor und nach dem Eisprung und steigt während des Eisprungs bis auf das Doppelte.

Auch die Melatoninmengen liegen in diesem winzigen Bereich, obwohl es keinen »normalen« Melatoninspiegel gibt. Bei vielen Männern und Frauen schwanken die Tageswerte um zehn Pikogramm pro Milliliter Blut. Die Werte in der Nacht liegen bei Gesunden zwischen weniger als zehn und 250 Pikogramm. Der Hormonspiegel unterscheidet sich von Mensch zu Mensch erheblich. Bei einigen wenigen, völlig unauffälligen Menschen lassen sich überhaupt keine Melatoninrhythmen aufspüren.

Kein Hormon arbeitet für sich allein. Hormone hemmen und fördern sich gegenseitig und unterstehen vielfältigen, komplizierten Kontrollmechanismen. Viele Hormone unterbinden ihre Produktion selbst, wenn ausreichende Mengen davon zur Verfügung stehen. Durch Rückmeldungen von den Zielorganen erfahren die hormonbildenden Drüsen, was im Körper vor sich geht. Die Drüsen unterstehen mehreren Befehlszentralen. Der oberste Chef schließlich, der sogenannte Hypothalamus, wacht über das reibungslose Funktionieren des ganzen Systems. Ein harmonisches Zusammenspiel ist die Folge, ein stetiges Auf und Ab.

Aber die Zirbeldrüse hat eine Sonderstellung. Sie scheint – ganz genau weiß man das noch nicht – ein Einzelkämpfer zu sein. Sie gehorcht nur dem Licht: Ist es dunkel, dann produziert sie Melatonin. Ist es hell, läßt sie es bleiben. Sie ist unabhängig vom Chef und fern vom übrigen Betrieb.

Melatonin hält jung und gesund

Lange Zeit betrachtete man Melatonin als unbedeutend für den Menschen, nur Außenseiter erforschten seine Wirkungen. Doch sie fanden Erstaunliches: Melatonin, so scheint es, wirkt als Jungbrunnen. Mit zunehmendem Alter erzeugt die Zirbeldrüse immer weniger Melatonin. Kinder haben einen sehr hohen Melatoninspiegel. Vor der Pubertät sinkt die Hormonkonzentration rapide ab, mit 45 schafft die Zirbeldrüse nur noch die Hälfte der ursprünglichen Menge und mit 80 gerade noch ein Fünftel. Einige Wissenschaftler fragen sich deshalb: Könnte hier eine der Ursachen für das Altern liegen? Tierversuche legen diese Vermutung nahe: Wenn man Mäusen Melatonin unter ihre Nahrung mischt, leben sie fast ein Drittel länger als ihre Artgenossen. Auf uns Menschen übertragen, würde dies bedeuten, daß wir 100 Jahre und älter werden könnten. Und wir müßten keineswegs unter typischen Altersgebrechen leiden, sondern wir blieben fit und gesund.

Der italienische Melatoninforscher Walter Pierpaoli hat hierzu ein eindrucksvolles Experiment durchgeführt. Er vertauschte die Zirbeldrüsen junger und alter Mäuse. Was dann geschah, grenzt an ein Wunder. Die alten Tiere fanden ihre Jugend wieder. Ihr Fell wurde dicht und glänzend, die Muskeln strafften sich und wuchsen, energiegeladen krabbelten und tobten die Mäuse durch ihre Käfige. Die jungen Nager dagegen traf es hart: Über Nacht alterten sie um Mäusejahrzehnte. Ob Melatonin auch bei uns Menschen den Alterungsvorgang aufhält oder verzögert, weiß allerdings noch niemand genau (mehr darüber finden Sie im Abschnitt »Alte Mäuse werden jung« auf Seite 161).

Nicht ganz so spektakulär, aber keineswegs weniger bedeutend sind die Ergebnisse anderer Studien. Melatonin schützt vor einigen Krebsarten und stärkt unsere Immunabwehr. Vor allem wehrt es die Attacken der sogenannten freien Radikale ab. Das sind aggressive, zerstörerische, kleinste Teilchen, die immer dann entstehen, wenn bei biochemischen Reaktionen Sauerstoff mit im Spiel ist: beim Atmen und Verdauen, bei der Wundheilung und Muskelarbeit – kurz: bei allen Vorgängen im Leben. Man schätzt, daß freie Radikale an mindestens 60 Krankheiten beteiligt sind, beispielsweise Krebs, Alzheimersche Krankheit, Herzleiden. Weil Melatonin die Angriffe dieser Teilchen entschärft, trägt es erheblich zu unserer Gesundheit bei. (Ausführliche Informationen über freie Radikale finden Sie im Kapitel »Krankheit, Alter – und die Schuld der freien Radikale«, Seite 121)

Geheimnisvoller Zapfen:
Die Zirbeldrüse

Klein wie eine Erbse schmiegt sich die Zirbeldrüse dem Gehirnzentrum an. Beim erwachsenen Menschen wiegt sie 150 bis 200 Milligramm. Ihr Aussehen erinnert an einen Kiefernzapfen, weshalb man sie auch Pinealdrüse nach dem lat. Wort *pinea* = Zapfen nannte. Eine andere, mehr unter Wissenschaftlern verbreitete Bezeichnung ist Epiphyse, vom griech. *epiphysis* = Zuwachs.

Jahrhundertelang wußte niemand, wozu das Organ dient, obwohl bereits griechische und römische Anatomen es gefunden und beschrieben haben. Der französische Mathematiker und Naturphilosoph René Descartes (1596–1650) spekulierte über die Zirbeldrüse als den Ort, an dem sich Leib und Seele miteinander austauschen. Descartes hielt den Körper für eine Maschine, die den Gesetzen der Physik und Mathematik unterliegt. Unabhängig vom Leib existiert die unsterbliche Seele oder der Geist. Zwischen beiden vermittle die Zirbeldrüse. Diese einseitige Betrachtungsweise – nämlich die strikte Trennung von Leib und Seele, von Körper und Psyche – hielt sich bis in unsere Tage. Mittlerweile weicht sie zusehends einem ganzheitlichen Denken.

Das dritte Auge

Den Zoologen blieb es überlassen, über die Wirkung der geheimnisvollen Drüse zu forschen. Sie zerlegten das rätselhafte Organ und analysierten es. Anfang dieses Jahrhunderts entdeckte der schwedische Forscher Holmgren in der Zirbeldrüse der Frösche Zellen, die ähnliche Strukturen enthielten wie die Netzhaut im Auge. Können Frösche mit ihrer Zirbeldrüse sehen? Immerhin liegt ein Teil des Organs in einem Loch im Schädeldach und ist nur von der Kopfhaut bedeckt. Das Licht kann nahezu ungehindert bis in die Zellen vordringen und ähnlich wie im Auge die empfindlichen Pigmente anregen. Frösche können tatsächlich mit ihrer Zirbeldrüse Hell und Dunkel unterscheiden. Holmgren sprach deshalb von einem dritten Auge im Gehirn.

Lage und Aufbau der Zirbeldrüse veränderten sich im Laufe der Entwicklung von Fisch und Frosch zu höheren Wirbeltieren. Erst schützen Schädelknochen das Organ, dann rückt es tief ins Zentrum des Gehirns hinab. Bei den Vögeln funktioniert die Zirbeldrüse noch als drittes Auge. Sie liegt so dicht unter dem Schädelknochen, daß sie vom Tageslicht gerade noch erreicht werden kann. Bei Säugetieren gelangt der Lichtreiz nur noch übers Auge und einem komplizierten Umweg durchs Gehirn in die Zirbeldrüse. Auf direktem Weg dringt kein noch so helles Licht mehr vor.

Irgendwann entstanden neben den lichtempfindlichen Zellen auch charakteristische Drüsenzellen: Die inneren Strukturen des dritten Auges wurden komplexer, es wurde zur Drüse, die Melatonin produziert. Die Zirbeldrüse wurde Teil des Hormonsystems.

Kaulquappen ohne Farbe

Die Entdeckung des Melatonins begann, als ein Extrakt aus Rinderzirbeldrüsen in ein Aquarium geriet, in dem Kaulquappen friedlich umherschwammen und darauf warteten, daß sie Frösche sein dürfen.

Man mag spekulieren, ob dies zufällig oder mit Absicht geschah – ein echter Forscher beobachtet immer, was passiert. Und es geschah etwas: Die vorher dunkelhäutigen Kaulquappen wurden blaß. Die Zirbeldrüse muß demnach irgendeine Substanz enthalten, die die Haut der Tiere aufhellt.

Einige Zeit später interessierte sich der Hautarzt Aaron Lerner für diesen Effekt. Was läßt die Kaulquappen erblassen? Welche Substanz ist dafür verantwortlich? Um das herauszufinden, sezierten und analysierten Lerner und seine Mitarbeiter die Zirbeldrüsen von mehr als 250 000 Rindern.

Die Forscher mußten erst geeignete Verfahren entwickeln, um die gesuchte Substanz zu isolieren und zu reinigen. Vier Jahre dauerte die Fleißarbeit.

1958 konnte Lerner der Fachwelt den Wirkstoff präsentieren. Er nannte ihn Melatonin (griech. *melas* = schwarz, dunkelfarbig und *tonos* = Spannung). Den vielfältigen Funktionen des Hormons kamen die Wissenschaftler erst nach und nach auf die Spur.

Bis dahin galt allgemein, die Zirbeldrüse sei der »Blinddarm« im Gehirn, also ein Überbleibsel aus der frühesten Geschichte der Menschheit, ohne erkennbaren

Nutzen, ohne Sinn und Zweck. Zwar gab es bereits Berichte, nach denen die Zirbeldrüse möglicherweise etwas mit der Pubertät zu tun haben könnte, aber Genaueres wußte noch niemand.

Alle Tiere erzeugen Melatonin

Melatonin taucht sehr früh in der Entwicklungsgeschichte auf. Man findet das Hormon in völlig verschiedenen Lebensformen: in Einzellern, Würmern, Schnecken und in allen Wirbeltieren. Vermutlich entstand Melatonin vor etwa einer Milliarde Jahren. Auch Pflanzen enthalten die Substanz. Bremer Wissenschaftler entdeckten sie in winzigen Mengen in Baldrian, Bärlauch, Johanniskraut und Ringelblume. Japaner konnten Melatonin in mehr als 20 eßbaren Pflanzen nachweisen, die größten Mengen fanden sie im Reis. Doch auch Tomaten, Karotten, Sellerie, Gurken und Nüsse enthalten das Hormon. Melatonin erscheint überall. Sogar Tiere, die keine Zirbeldrüse besitzen, etwa das amerikanische Gürteltier, ein nachtaktiver Säuger, reagieren sensibel auf Melatonin.

Viele Tiere können ihre Hautfarbe sehr schnell ändern. Das bewirken Pigmentzellen in der Haut. Sie enthalten Farbpartikel, die das Tier dunkel färben, wenn sie sich in der Pigmentzelle verteilen. Melatonin dagegen bringt die Farbpartikel dazu, sich zu kleinen Knäuel zusammenzuballen. Das Tier erscheint hell. Wie wir bereits wissen, hemmt Licht die Melatoninproduktion, und Dunkelheit regt sie an. Tatsächlich hellen nachts einige Tiere auf, beispielsweise das Chamäleon, der Süßwasserfisch Elritze und einige Garnelen. Bei den meisten übernimmt allerdings die Farbe des Untergrundes den wichtigeren Part und dominiert über der Wirkung des Melatonins: Auf weißem Sand erblassen die Tiere und sind für Freßfeinde schwer zu erkennen. Zwischen dunklen Steinen dagegen nehmen sie eine dunkle Tarnfarbe an.

Melatonin treibt Vögel in den Süden

Wenn der Europäer nördlich der Alpen im Herbst seine Winterkleidung aus den hinteren Schrankregalen hervorkramt, wächst den Tieren draußen der Winterpelz. Schneehase und Hermelin bekommen ein dichtes weißes Fell. Hamster, Igel, Murmeltier und Siebenschläfer verkriechen sich in den Winterschlaf. Schwalbe, Drossel, Fink und Star ziehen in den Süden. Auslöser ist Melatonin.

An Lemmingen hat man die Zusammenhänge zwischen jahreszeitlichen Veränderungen und Verhalten der Tiere genauer untersucht. Die putzigen Tierchen lassen sich gut im Labor halten, und ihr Aussehen und ihre Körperfunktionen verändern sich markant im Laufe des Jahres. Der Winter beginnt für einen Lemming, wenn es länger als 16 Stunden dunkel bleibt. Dann wird er größer und bekommt ein dichtes, weißes Fell. Beim Weibchen schrumpft die Gebärmutter, die Konzentration des Geschlechtshormons Prolaktin nimmt ab.

Den gleichen Effekt erzielt man, wenn man dem Tier Melatonin spritzt. Eine 14stündige Infusion bedeutet Winter. Eine nur zwei Stunden dauernde Infusion signalisiert Sommer. Melatonin bewirkt demnach ebenso wie die Tageslänge die jahreszeitlichen Veränderungen im Aussehen und in den Körperfunktionen der Lemminge.

Melatonin beeinflußt den Sexualtrieb der Tiere

Besitzer eines Hamstermannes können leicht beobachten, wie die Hoden ihres Haustiers mal wachsen und dann wieder schrumpfen. Das geschieht keineswegs zufällig. Wenn gegen Ende September die Tage kürzer werden, stellt sich das gesamte Fortpflanzungssystem des Tiers um.

Melatonin versetzt das Geschlechtsleben der Tiere in eine Art Dornröschenschlaf. Um einen zufälligen Zusammenhang zwischen Tageslänge, Melatonin und Hoden oder Eierstöcke auszuschließen, operierten die Wissenschaftler dem Hamstermann die Zirbeldrüse heraus. Seine Hoden blieben groß.

Erst als man dem amputierten Tier täglich eine Spritze Melatonin gab – damit imitiert man die langen Nächte –, erlosch sein Sexualtrieb.

Auch bei anderen Tierarten legt Melatonin die Hoden lahm und unterdrückt die Samenreifung. Bei der Wildratte oder beim Dachs verliert der Hoden während der Wintermonate etwa die Hälfte seines Gewichts. In Extremfällen schrumpft er sogar bis auf ein Zehntel seines Sommergewichts.

Auch Pferde und Hauskaninchen, die das ganze Jahr über sexuell aktiv und fruchtbar sind, zeigen feine saisonale Schwankungen in der Aktivität ihrer Hoden.

Ganz anders wirkt Melatonin bei Schafen und Hirschen. Die vermehrte Hormonausschüttung im Herbst versetzt die Tiere nicht in einen sexuellen Dornröschen-schlaf.

Das Gegenteil ist der Fall: Melatonin löst die Brunft aus.

Biologische Rhythmen
bestimmen unser Leben

Sind Sie der Meinung, jeden Morgen im Spiegel dasselbe Gesicht, den gleichen Menschen zu sehen? Ja? Falsch. Sie sehen jeden Morgen ein anderes Gesicht im Spiegel. Denn wir verändern uns, von Stunde zu Stunde, von Tag zu Tag. Unsere Haut erneuert sich alle drei bis vier Wochen. Leberzellen haben eine Lebenszeit von fünf Monaten. Das Leben ist in einem ständigen Fluß. Morgens sind Sie ein anderer Mensch als abends, im Frühjahr ein anderer als im Herbst.

Die magischen 24 Stunden

Unzählige Reaktionen laufen gleichzeitig im Körper ab, jede hat ihren eigenen Rhythmus. Einige dieser Rhythmen dauern nur den Bruchteil einer Sekunde – Nervenzellen etwa arbeiten blitzschnell –, andere dagegen benötigen Sekunden oder Minuten. Unser Herz schlägt etwa einmal pro Sekunde, 15mal atmen wir pro Minute ein und aus. Auch der Hunger kommt regelmäßig: Alle 90 Minuten schaut der Durchschnittsmensch in den Kühlschrank (oder greift nach einem Keks), etwa alle 90 Minuten – natürlich nicht zeitgleich – muß er auf die Toilette.

Der markanteste Rhythmus ist der Wechsel von Tag und Nacht, von Wachsein und Schlafen. Aber die Wissenschaftler konnten bei nahezu allen meßbaren physiologischen Funktionen – derzeit kennt man über 100 – Schwankungen im 24-Stunden-Takt nachweisen. Meist merken wir das stetige Auf und Ab gar nicht. Hormonspiegel, Stimmungen, Empfindungen, Gedächtnis und Körperkraft – alles verändert sich im 24-Stunden-Rhythmus. Achten Sie einmal auf Ihre Körpertemperatur: Morgens ist sie niedriger als abends. Nachts liegt der Normalwert keineswegs bei 37°C, sondern darunter. Eine Temperatur, die tagsüber normal ist, müßte um drei Uhr früh als Fieber gelten.

Wahrscheinlich kennt der Körper auch einen Wochenrhythmus. Sieben Tage brauchen unsere Organe, um sich nach einer Fernreise an die neue Zeit einzustellen. Sieben Tage dauert ein Schnupfen oder eine gewöhnliche Grippe. Die Zahl der Immunzellen schwankt in einem siebentägigem Rhythmus. Der Menstruationszyklus der Frau und der Bartwuchs des Mannes sind, in Tagen gerechnet, Zahlen, die durch sieben teilbar sind.

Der längste Rhythmus, den Lebewesen kennen, ist der Jahresrhythmus. Bei Säugetieren folgen Fellfarbe und -dichte, Winterschlaf, Fruchtbarkeit und Jungenaufzucht einer ganz bestimmten Jahreszeit. In schwächerem Ausmaß gilt das auch bei Menschen. Im Frühjahr kommen die meisten Kinder zur Welt, im Herbst nehmen wir trotz aller Diäten zu – und am wahrscheinlichsten sterben wir im Dezember oder Januar.

Anders in Südamerika, Südafrika und Australien, wo die Jahreszeiten genau umgekehrt sind als in Europa. Ist hier Winter, dann ist dort Sommer. Die Höhe- und Tiefpunkte zwischen Deutschen und Australiern sind um ein halbes Jahr verschoben. Setzt der Deutsche seinen herbstlichen Speck an, weil es auf den Winter zugeht, dann nimmt der Australier ab, weil bei ihm der Frühling beginnt. Allein am Äquator, wo es keine nennenswerten Klimaschwankungen gibt, haben Mensch und Tier auch keinen vergleichbaren Jahresrhythmus. Daran sieht man: Die Jahresrhythmen sind biologische Bewegungen, sie basieren nicht auf kulturellen Traditionen.

Chronobiologie:
Forschen, warum die Uhr tickt

Wissenschaftler, die biologische Rhythmen erforschen, nennt man Chronobiologen, nach dem griechischen Wort *chronos* = Zeit.

Anfangs war die Chronobiologie kein eigener Wissenschaftszweig, sondern Teildisziplin der Botanik oder Zoologie, der Medizin oder Psychologie. Als eigenständiger Forschungszweig etablierte sich die Chronobiologie gegen Ende der fünfziger Jahre. Erst da standen den Wissenschaftlern Meßgeräte, Nachweismethoden und Forschungstechniken zur Verfügung, die schnell und hinreichend genau arbeiteten, um auch verborgene Zyklen aufzuspüren.

Mittlerweile setzen immer mehr Ärzte und Pharmakologen die Erkenntnisse der Chronobiologen in die Praxis um. Sie empfehlen etwa einem asthmakranken Patienten, er solle sein Medikament abends einnehmen anstelle des bisher üblichen dreimal täglich. Weil dieses Vorgehen dem rhythmischen Verlauf der Asthmaanfälle entgegenkommt, braucht der Kranke weniger Arzneimittel. Außerdem wirken sie besser.

Neu ist das alles nicht. Schon der griechische Arzt Hippokrates (ca. 460 – ca. 370 v. Chr.), auf den der hippokratische Eid der Mediziner zurückgeht, beschrieb den rhythmischen Verlauf von Krankheiten. Anfang des 19. Jahrhunderts ging der Arzt Virey an der Pariser Universität der Frage nach, ob und wie sehr der tägliche Rhythmus mit Gesundheit und Krankheit zusammenhängt. Vireys Ergebnisse waren eindeutig: Das Wann einer Therapie entscheidet maßgeblich über Erfolg oder Mißerfolg der Maßnahme. Leider vergingen beinahe zwei Jahrhunderte, bis sich das in den medizinischen Fächern herumsprach.

Wer stellt die innere Uhr?

Die meisten Rhythmen sind angeboren und innerhalb einer gewissen Bandbreite von Mensch zu Mensch so verschieden wie Körpergröße, Haar- oder Augenfarbe. Wir haben wenig Einfluß darauf, ob wir gerne früh aufstehen oder es vorziehen, bis tief in die Nacht zu arbeiten. Das hängt mit dem individuellem Temperaturzyklus zusammen, und der wurde mit in die Wiege gelegt. Bei allen Menschen steigt die Körpertemperatur im Laufe des Tages an und fällt während der Nacht auf ihr Minimum. Individuell ist das Ausmaß, um wieviel Zehntel Grad sich die Temperatur ändert, und der Zeitpunkt, wann die Kurve ihren Gipfel bzw. ihren Tiefpunkt passiert. Morgenmenschen haben eine eher flache Kurve. Sie erreichen ihren Höchstwert bereits gegen elf Uhr vormittags. Bei Abendtypen schwankt die Temperatur um das Doppelte. Sie steigt erst gegen Abend auf ihren Maximalwert und stürzt in der Nacht relativ schnell ab.

Unsere Körpertemperatur gehorcht wie alle angeborenen Rhythmen einer inneren, biologischen Uhr. Genaugenommen haben wir eine Vielzahl an inneren Uhren, nämlich für jeden Rhythmus eine. Die Hauptuhr gibt als zentraler Schrittmacher den Takt vor und sorgt dafür, daß alle anderen Uhren synchron miteinander ticken. Wer von der inneren Uhr spricht, meint deshalb meist die Hauptuhr.

Jeden Tag stellt sich unsere innere Uhr neu ein. Das muß sie, denn sie tickt nicht stur im 24-Stunden-Takt, sie paßt sich ständig den Verhältnissen draußen an. So erreicht sie, daß der Körper tatsächlich am Morgen sein Tagewerk aufnimmt. Könnte sich die innere Uhr nicht nachstellen, dann hätten reisefreudige Zeitgenossen erhebliche Probleme: Sie könnten sich anderen Zeitzonen nicht anpassen. Die innere Uhr orientiert sich hauptsächlich an der Helligkeit, das heißt an Tag oder Nacht.

- Die Wissenschaftler nennen solche Orientierungspunkte Zeitgeber. Zeitgeber sind auch Tageslänge, Mondphasen, Veränderungen der Lufttemperatur, der Wechsel von Regen- und Trockenzeit.

In den letzten 100 Jahren gelang es den Menschen, sich weitgehend von den Widrigkeiten der Natur zu befreien – es entstanden neue Zeitgeber. Glühbirnen, Neonröhren und des Menschen beliebteste Röhre, die Bildröhre des Fernsehers, verlängern die kurzen Wintertage. Heizung und Klimaanlage sorgen für konstante Temperaturen, Lebensmittel gibt es das ganze Jahr über reichlich im Supermarkt.

Im Alltag überwiegen künstliche Zeitgeber: der Wecker am Morgen, die Uhr am Handgelenk. Andere Zeitgeber sind die Mittagspause im Betrieb, regelmäßige Arbeitszeiten, der Wochenendausflug. Sogar der auf- und abschwellende Straßenlärm und die Tagesschau um 20.00 Uhr sind wirkungsvolle Zeitgeber.

Melatonin arbeitet eng mit der inneren Uhr zusammen

Die innere Uhr sitzt in einer sehr alten Gehirnregion, dem Hypothalamus, und zwar in den beiden sogenannten suprachiasmatischen Kernen, abgekürzt SCN (lat. *supra* = oberhalb, *Chiasma* = Fachausdruck, abgeleitet vom griechischen Buchstaben *chi* = X, lat. *nucleus* = Kern). Die stecknadelkopfgroßen SCN sind dicht gepackte Zellknäuel aus etwa 10 000 Nervenzellen und liegen oberhalb des Kreuzungspunktes der beiden Sehnerven.

Die SCN sind die Schrittmacher im Tagesrhythmus. Wenn man bei Laborratten diese Strukturen zerstört, verlieren die Tiere nach und nach sämtliche Rhythmen. Nach vier Wochen benutzen die armen Ratten ihre Laufräder nur noch zufällig, trinken und fressen ohne jegliches System. Andere Forscher isolierten die SCN und fanden heraus, daß die Zellen auch noch außerhalb des Körpers auf Lichtimpulse reagierten.

Ohne den Zeitgeber Licht folgten Labortiere ihrem individuellem Tagesrhythmus. Dieser Rhythmus ist angeboren und stimmt nicht genau mit dem natürlichen 24-Stunden-Tag überein. Ein genetischer Tag dauert bei der einen Ratte vielleicht eine Stunde länger, bei der anderen ist er schon nach 22 Stunden zu Ende. Die Wissenschaftler sprechen deshalb von einem *circadianen Rhythmus*, das heißt »um einen Tag herum«. Die Genetik gibt den meisten Menschen einen 25-Stunden-Tag vor. Nur wenn die innere Uhr täglich neu gestellt wird, leben sie im natürlichen Tag-Nacht-Rhythmus.

Transplantationsversuche an Goldhamstern überzeugten auch die letzten Skeptiker: Die SCN sind die innere Uhr. Bei diesen Versuchen tauschten die Wissenschaftler die SCN zweier genetisch unterschiedlicher Goldhamster aus. Die innere Uhr der einen Hamstergruppe tickte im normalen 24-Stunden-Rhythmus. Die anderen Hamster lebten schneller. Ohne Zeitgeber dauerte ihr Tag nur 20 Stunden. Sie hatten ein anderes Zeitgen wie die 24-Stunden-Hamster.

Nach der Operation war alles anders. Der Tag der ehemals 24-Stunden-Hamster verkürzte sich mit der neuen Uhr erheblich, und alles ging ein wenig flotter. Die zweite

Gruppe durfte zusätzliche vier Stunden genießen. Mit den neuen SCN lebten die Hamster nach der Uhr ihrcs Organspenders. Das beweist: Die SCN geben den Takt an, dem alle gehorchen.

Wie funktioniert nun die innere Uhr? Das Auge signalisiert den SCN über eine direkte Leitung »ich sehe Licht«. Von hier geht die Information weiter an die Zirbeldrüse. Tageslicht hemmt die Melatoninproduktion, in der Nacht bildet die Zirbeldrüse das Hormon reichlich. Für unseren Körper ist Melatonin der chemische Ausdruck für Dunkelheit. Über den Melatoninspiegel im Blut erfährt er Tages- und Jahreszeit. Das Melatonin wandert seinerseits zu den SCN, dockt dort an und gibt seine Rhythmus-Befehle an den Stoffwechsel weiter. Die genauen Mechanismen weiß man noch nicht. Aber die SCN sind über Nervenstränge mit anderen Regionen und Zellknäuel des Hypothalamus verkabelt. Den Hypothalamus wiederum kennen wir bereits als obersten Chef des Hormonsystems. Er bestimmt, wann welches Hormon produziert wird. Außerdem kontrolliert er Teile des Nervensystems und kennt unsere Gedanken und Gefühle. Dieses komplizierte Geflecht deutet an, welchen enormen Einfluß Melatonin auf den Menschen besitzt.

Der Unsinn mit den Biorhythmen

Es erstaunt immer wieder, wie lange ein pseudowissenschaftlicher Unsinn seine Anhänger findet. Die Lehre von den Biorhythmen gehört in diese Kategorie. Die Behauptung der Biorhythmiker: Alle Menschen sind drei Zyklen unterworfen.

Ihre Körperkraft schwankt im Rhythmus von 23 Tagen, ihre Stimmung gehorcht einem 28-Tage-Takt, und ihre intellektuellen Leistungen erreichen alle 33 Tage einen Höhepunkt.

Die Zyklen, so die Biorhythmiker, setzen am Tag der Geburt ein und entscheiden ein Leben lang über gute und schlechte Tage.

Mißgeschicke, Unfälle und Katastrophen, so behauptet die Theorie, würden immer dann drohen, wenn zwei oder drei Rhythmen gleichzeitig ihren Durchschnittswert kreuzen.

Urheber dieser Mär war 1887 der Berliner Hals-Nasen-Ohren-Arzt Wilhelm Fliess, dem sich bald der Wiener Psychologe Hermann Swoboda anschloß. Die beiden vermuteten zunächst zwei Zyklen: einen männlichen und einen weiblichen. Dem männlichen schrieben sie die körperliche Leistungsfähigkeit zu, dem weiblichen die Stimmungslagen.

Der Ingenieur Alfred Teltscher fügte später noch den intellektuellen Zyklus hinzu, und der Amerikaner George Thommen machte Anfang der 60er Jahre die Irrlehre auch noch populär.

Wissenschaftlich waren die Thesen seit jeher unhaltbar. Trotzdem wurden in einigen unabhängigen seriösen Studien 40 000 Fälle von Selbstmord und Unfällen verschiedenster Art mit dem Biorhythmus verglichen. Wie nicht anders zu erwarten war, fand man keinerlei Zusammenhang.

Der Tag-und-Nacht-Rhythmus

Der schwedische Naturforscher und Botaniker Carl von Linné (1707–1778) benötigte im Sommer keine Uhr. Ihm genügte ein Blick in den Garten. Wenn die Ringelblume ihre Blüten zuklappte, gab es Mittagessen. Tat es der Sauerklee, war Zeit für den Fünf-Uhr-Tee, und wenn die Taglilie ihre Blüten schloß, dann wurde Abendbrot gerichtet. Linné hatte beobachtet, daß jede Pflanzenart zu einer ganz bestimmten Tageszeit ihre Blüten öffnet und schließt. 1747 pflanzte er in seinem Garten die heimische Flora zu einer Blumenuhr. Sie zeigte ihm jede Zeit zwischen fünf Uhr früh und sieben Uhr abends an – eine Augenweide, die zudem zuverlässig funktionierte.

Wie einst Linné an seinen Blumen die Tageszeit ablesen konnte, so weiß der Chronobiologe heute anhand unserer Körperfunktionen, was die Uhr geschlagen hat. Betrachten wir zunächst, wie wir uns in 24 Stunden verändern.

Ein Tag im Leben der Hormone

4.00 Uhr: Freiwillig steht jetzt keiner auf. Dennoch bereitet sich der Körper langsam auf den neuen Tag vor. Erste Hormone werden ausgeschüttet, das Herz schlägt schneller, der Blutdruck steigt. In den Stunden vor dem Aufwachen wird ein Viertel des täglichen Kortisols freigesetzt. Das Hormon Kortisol verleiht Energie und Schwung, heilt Wunden und dämpft Schmerzen.

5.00 Uhr: Die schlimmste Zeit für Asthmakranke. Am

frühen Morgen leiden sie besonders häufig unter Husten-
anfällen und Atemnot. Asthmaanfälle sind jetzt bis zu
70mal wahrscheinlicher als am Nachmittag.

6.00 Uhr: Kortisol und Adrenalin machen nun fit. Die
Sexualhormone Testosteron und Östrogen fließen reich-
lich durchs Blut. Eine gute Zeit für Sex oder erotische
Träume.

7.00 Uhr: Spätestens jetzt werden die meisten wach.
Die Zirbeldrüse hört auf mit der Melatoninerzeugung, die
innere Uhr stellt ihre Zeiger neu.

8.00 Uhr: Eine gute Zeit für Medikamente. Ein Aspirin
beispielsweise wirkt jetzt besser und länger als abends. Es
bleibt 23 Stunden im Körper. Nimmt man es abends, sind
es nur 17 Stunden.

9.00 Uhr: Am Morgen verklumpt das Blut leichter als
tagsüber, die Blutplättchen kleben besser zusammen.
Wenn Sie sich beim Rasieren schneiden, bluten sie weniger. Andererseits ist das Risiko, einen Herzinfarkt zu
erleiden, jetzt am größten. Das Herz wird schlechter mit
Sauerstoff versorgt, die Arterien sind so steif wie nie wieder am Tag.

10.00 Uhr: Voller Energie und Tatendrang lösen wir
auch schwierige Aufgaben. Um diese Zeit kann man sich
bestens konzentrieren. Die Zeit ist ideal für wichtige Konferenzen und Verhandlungen, Prüfungen oder Vorstel-
lungsgespräche.

11.00 Uhr: Die Hochphase. Um diese Zeit schläft keiner. Der Melatoninspiegel durchschreitet sein tägliches
Tief. Wenn Sie etwas furchtbar Langweiliges über sich

ergehen lassen müssen, tun Sie es jetzt. Sie ersparen sich die Peinlichkeit, etwa bei einem Vortrag einzuschlummern.

12.00 Uhr: Essen Sie zu Mittag. Sie tun damit Ihrem Körper etwas Gutes, denn er ist nun optimal vorbereitet. Der Magen produziert gegen zwölf Uhr viel Magensäure. Fette und Kohlenhydrate werden bestens verarbeitet, Nährstoffe gezielt aufgenommen. Die Gefahr zuzunehmen ist um die Mittagszeit am geringsten.

13.00 Uhr: Körper und Geist fallen in ein Tief. Gönnen Sie sich eine Pause. Wenn Sie arbeiten müssen, zwingen Sie sich nicht zu Bestleistungen. Sie schaden sich nur. Versuchen Sie, auf Routinetätigkeiten auszuweichen, arbeiten Sie langsamer.

14.00 Uhr: Eine gute Zeit für den Gang zum Zahnarzt. Das Schmerzempfinden sinkt um diese Zeit um ein Drittel, Betäubungsmittel wirken am längsten.

15.00 Uhr: Es geht wieder aufwärts. Das Mittagstief ist vorbei.

16.00 Uhr: Nachmittags steigen unsere Kräfte. Zwar schlägt das Herz etwas langsamer als am Morgen, aber es transportiert mehr Blut. Alle Muskeln werden gut mit Sauerstoff versorgt. Sportliche Leistungen fallen besonders gut aus. Weil die Körpertemperatur ihren höchsten Wert erreicht, schwitzt man leichter als sonst. Auch das Langzeitgedächtnis ist in Hochform. Jetzt ist die beste Zeit zum Lernen.

17.00 Uhr: Das Nachmittagshoch klingt aus. Wir werden wieder langsamer, lassen uns schneller aus der Ruhe bringen. Die gute Laune läßt nach. Schuld daran ist Adrenalin, dessen Konzentration im Blut nun sinkt. Schließen Sie jetzt keine Verträge ab. Weil Sie auch langsamer denken, sind Sie kompromißbereiter.

18.00 Uhr: Die Stunde der Sinne: Geschmack und Geruch funktionieren jetzt am besten, man sieht am schärfsten, hört am besten. Weil Leber und Nieren auf Hochtouren arbeiten, wird auch Alkohol schneller abgebaut.

19.00 Uhr: Mit der Abenddämmerung beginnt die Zirbeldrüse, Melatonin zu produzieren. Die Körpertemperatur sinkt, wir werden geruhsamer.

20.00 Uhr: Wenn Sie sich in Ihren Sessel setzen, um einen Spielfilm zu genießen, sinken Sie tiefer ein als sonst. Sie wiegen nämlich ein bis 1,5 Kilogramm mehr als morgens. Sie sind auch etwas kleiner, Ihre Füße sind geschwollen. Wer beim Bummel am langen Donnerstag Schuhe aussucht, kauft womöglich eine halbe Nummer zu groß.

21.00 Uhr: Melatonin leistet ganze Arbeit. Wir werden zunehmend schläfrig. Blutdruck und Herzschlag lassen nach. Für den Körper beginnt die Nachtruhe.

22.00 Uhr: Wenn Sie Nachwuchs planen, nutzen Sie die Stunde. Weil Sie nun entspannt zur Sache gehen, steigt die Chance, ein Kind zu zeugen.

23.00 Uhr: Die Haut reagiert bis zu 30mal sensibler auf Streicheln und Schmusen. Hautcremes führen spätabends aufgetragen am ehesten zum Erfolg, denn die Poren sind besonders groß, Nährstoffe dringen besser ein.

24.00 Uhr: Die Leistungen rutschen in den Keller. Konzentrationsfähigkeit und Reaktionsvermögen nehmen rapide ab. Eigentlich sollten wir jetzt schlafen.

1.00 Uhr: Melatonin durchströmt den Körper, egal was wir in der Stille der Nacht treiben. Im Schlaf durchleben wir heftige Träume. Die Hautzellen teilen sich mit der größten Geschwindigkeit des Tages. Große Mengen des Wachstumshormons werden ausgeschüttet. Kinder läßt es wachsen, Erwachsenen stärkt es Knochen, Knorpel und Muskeln und baut Fettpolster ab.

2.00 Uhr: Stetig geht es bergab. Alle Uhren stehen auf Schlaf. Wer jetzt wach ist, erlebt sich im absoluten Minus. Höchste Unfallgefahr.

3.00 Uhr: Melatonin erreicht seinen Spitzenwert, die Körpertemperatur sinkt auf ihr Minimum. Wir frieren schnell und fangen uns leicht eine Erkältung ein. Hebammen und Frauenärzte trifft es besonders hart, denn in diesen unwirtlichen Stunden werden rund 40 Prozent aller Babys geboren.

Ohne Sonne kommt das Chaos

Jeden Morgen stellt die Sonne die innere Uhr neu, sie justiert sie auf den 24-Stunden-Tag. Melatonin überbringt die Botschaft »Tag oder Nacht« an die innere Hauptuhr und verbreitet die Neuigkeit im ganzen Körper. Das sorgt dafür, daß wir zum rechten Zeitpunkt wach sind oder schlafen. Melatonin koordiniert die Arbeit der einzelnen Organe wie ein Dirigent sein Orchester.

Was aber passiert, wenn es dunkel bleibt? Um das herauszufinden, verkrochen sich Freiwillige in Isolationsbunker. Das sind wohnlich eingerichtete Räume, die jedoch völlig abgeschirmt von der Außenwelt sind. Ohne Uhr und Tageslicht konnten hier Studenten für ihre Prüfung lernen, gestreßte Manager meditieren und überlastete Hausfrauen ihre Ruhe genießen. Sie lebten nur nach ihrem Zeitgefühl. Psychologen, Mediziner und Verhaltensforscher beobachteten ihre Wach- und Schlafrhythmen, Körpertemperaturen und eine Reihe weiterer Werte. Die Wissenschaftler fanden zweierlei:

■ Ohne Sonnenlicht gehorchen wir unserem angeborenen individuellen Rhythmus. Bei den meisten erwachsenen Menschen ist das ein 25-Stunden-Tag. Die Versuchspersonen legten sich jeden Tag eine Stunde später ins Bett und standen etwa eine Stunde später auf. Nach zwei Tagen ging ihre innere Uhr zwei Stunden nach; nach zwölf Tagen schliefen sie erst ein, als draußen die Morgendämmerung anbrach, was sie natürlich nicht wußten. Die Zeit im Bunker verging langsamer als die natürliche Zeit draußen.

■ Irgendwann ist Schluß, irgendwann spielt der Organismus nicht mehr mit, im Körper bricht das Chaos aus. Anfangs steigt die Körpertemperatur in der Wachzeit und fällt während des Schlafs auf ihr Tagesminimum. Beide Rhythmen pendeln in derselben Weise. Dann aber bleibt der Temperaturzyklus bei 25 Stunden stehen und mit ihm der gesamte Stoffwechsel und Energiehaushalt. Weil sich die Schlaf-Wach-Phasen auch weiterhin ausdehnen, gerät alles durcheinander. Der Magen meldet Hunger, wenn das Gehirn schläft. Blutdruck und Herzschlag schalten auf Nachtbetrieb, wenn der Kopf Spitzenleistung bringen will.

Wenn der Tagesrhythmus durcheinander kommt, so weiß man jetzt, dann spielt der Körper verrückt. Die zahlreichen inneren Uhren koppeln sich voneinander ab, jede tickt für sich allein. Keine hört mehr auf die Hauptuhr, die ausgeklügelte Harmonie geht verloren. Weil unsere Organe nicht mehr synchron arbeiten, spricht man von einer Synchronisationsstörung.

Die Liste der Symptome ist lang. Sie reicht von chronischer Müdigkeit bis zu schweren Schlafproblemen, von Eßstörungen über Übelkeit und Magengeschwüren zu Völlegefühl und Verstopfung, von leichter Benommenheit bis zur Depression; ferner Kopfweh, leichte Reizbarkeit, Gliederschmerzen, Anfälligkeit für Infektionen, Herzrhythmusstörungen und Herzinfarkt sowie Blutdruckanomalien. Bei Frauen kommt es häufig zu Zyklusstörungen.

Unter falsch gehenden inneren Uhren leiden mehr Menschen, als man üblicherweise annimmt. Jeder dritte Deutsche fühlt sich oft schlapp und erschöpft. Viele Müdigkeitserscheinungen haben ihre Ursache in der Lebensweise. Die meisten Menschen nehmen auf ihre biologischen Bedürfnisse keine Rücksicht. Sie mißachten den natürlichen Tag-und-Nacht-Rhythmus.

Krasse Beispiele sind Schichtarbeit und das Reisen über mehrere Zeitzonen. Eine Krankenschwester, die in ihrer neuen Schicht fünf Stunden später als die Woche zuvor mit der Arbeit beginnt, mutet ihrem Körper soviel zu wie bei einem Flug von Frankfurt nach New York. Dem Fabrikarbeiter, der im dreiwöchigem Turnus von Früh- über Spät- zur Nachtschicht wechselt, ergeht es so, als würde er eine Woche in Chicago, die nächste in Berlin und dann eine in Tokio verbringen. Und überraschend viele Menschen kämpfen bereits mit der Umstellung von Winter- auf Sommerzeit und umgekehrt.

Extreme Morgen- und Abendtypen, die wegen ihrer bevorzugten Wachzeit auch Lerchen bzw. Eulen genannt werden, passen sich oft nur mit Schwierigkeiten dem tatsächlichen 24-Stunden-Tag an. Zwei von drei blinden Männern und Frauen leiden erheblich unter Rhythmusproblemen. Ihnen fehlt das Lichtsignal als wichtigster Zeitgeber, sie verlieren die Kontrolle über ihre innere Uhr. Ein Teil der Blinden reagiert allerdings auf helles Kunstlicht, obwohl sie es nicht bewußt wahrnehmen können. Die Wissenschaftler rätseln nun, ob das Auge neben den Sehzellen der Netzhaut noch eine weitere Technik besitzt, Licht wahrzunehmen.

Synchronisationsstörungen begleiten die Menschen ihr Leben lang. Als Babys richten sich ihre inneren Uhren erst allmählich nach dem natürlichen Tag-und-Nacht-Rhythmus. Im Teenageralter trotten sie dem Tag hinterher (was die Eltern zur Weißglut bringen kann), die Schlafenszeiten verschieben sich immer weiter nach hinten. Erst wenn die Jugendlichen erwachsen sind, laufen ihre Temperatur- und Schlaf-Wach-Zyklen synchron mit dem Tag. Doch diese Jahre verbringen die meisten Erwachsenen im Kunstlicht. Glühlampen und Leuchtstoffröhren leuchten aber zu schwach, um die innere Uhr täglich neu einzustellen. Außerdem halten sich die meisten zu wenig im Freien auf. Sogar in Kalifornien verbringen junge Leute kaum mehr als 90 Minuten am Tag in der Sonne. Das führt zu einer absurden Situation: Einerseits verlängern wir künstlich unseren Tag, andererseits leben wir – eben durch das Kunstlicht – im biologischen Dunkel. Und wieder ticken wir nicht richtig.

Im Alter machen sich die inneren Uhren häufig selbständig. Während sich der Temperaturzyklus verkürzt, also die Körpertemperatur zu früh am Abend fällt und noch in der Nacht wieder ansteigt, bleibt der Schlaf-Wach-Zyklus erhalten. Deshalb wacht der Körper schon auf, obwohl der Kopf noch schlafen will.

Schichtarbeit bringt den Körper außer Takt

Das Arbeiten rund um die Uhr hat Zukunft. Bisher war Schicht- und Nachtarbeit auf wenige Berufe und Versorgungsbetriebe begrenzt. Nur in Elektrizitätswerken oder bei teueren Produktionsanlagen wird rund um die Uhr gearbeitet. Krankenschwestern, Ärzte, LKW-Fahrer, Lokführer, Feuerwehrmänner und Polizisten sind in Schichten rund um die Uhr im Dienst. Doch heute verlagern sich immer mehr Tätigkeiten in die Abend- und Nachtstunden. Telefonbanken sind rund um die Uhr geöffnet, Kuriere bieten 24-Stunden-Dienste an, Radio und Fernsehen unterhalten mit nächtlichen Live-Sendungen. Vielleicht können wir irgendwann auch noch nachts einkaufen.

Fast jeder fünfte Arbeitnehmer in Deutschland arbeitet heute im Schichtbetrieb. Im Dienstleistungsparadies USA muß jeder vierte auch nachts antreten. Es werden immer mehr. Nicht alle Menschen verkraften die ständig wiederkehrende Umstellung ihrer Arbeitszeiten gleich gut oder gleich schlecht. Neben individuellen Faktoren spielen betriebsinterne Regeln eine erhebliche Rolle: Wie viele Schichten gibt es, wann beginnt und endet die Schicht, in welchen Abständen findet ein Wechsel statt?

Frühaufsteher kommen theoretisch mit dem Schichtdienst besser zurecht als Nachtmenschen. Weil ihre Körpertemperatur im Laufe des Tages nur mäßig um den Mittelwert schwankt, sollten sich die Lerchen unter uns leichter auf einen neuen Rhythmus einstellen können als die Abendtypen mit dem steilen Auf und Ab ihrer Temperaturkurve. Die Praxis zeigt aber das Gegenteil: Lerchen tun sich sehr schwer mit den wechselnden Arbeitszeiten. Eulen bewältigen die Nachtschicht besser, weil sie erst in den Abendstunden aufleben.

Wie sehr Sie sich für den Schichtdienst eignen oder ob Sie es bleiben lassen sollten, können Sie an folgenden Faustregeln abschätzen: Ruhige, eher in sich gekehrte Menschen leiden kaum unter der sozialen Isolation, die

Schichtarbeit zwangsläufig mit sich bringt. Wenn Sie außerdem jung, gesund und flexibel sind, mit wenig Schlaf auskommen und Ihre Familie Sie unterstützt, stehen die Chancen gut, daß Ihre Gesundheit – zumindest über eine gewisse Zeit – keinen oder nur geringen Schaden nimmt.

Dennoch: Wenn Sie nachts arbeiten, müssen Sie am Tag schlafen, zu einer Zeit, in der das Tageslicht draußen und die fitmachenden Hormone Kortisol und Adrenalin in Ihrem Körper Sie zur Aktivität auffordern. Umgekehrt müssen Sie wach sein, wenn Ihre innere Uhr auf Nachtruhe steht und Ihre Körpertemperatur auf ihren Tiefpunkt fällt. Die meisten Schichten rotieren zu schnell, so daß sich die innere Uhr nicht umstellen kann. Schlafstörungen und ständiges Müdesein folgen fast zwangsläufig. Experten betrachten Nachtarbeit deshalb schon lange als erhebliches Sicherheitsrisiko. Die Reaktorkatastrophen von Tschernobyl und Three Mile Island geschahen nachts, der Supertanker Exxon Valdez lief frühmorgens auf Grund und verursachte die Ölpest in Alaska. Störfälle in Chemiebetrieben passieren meist in der Nachtschicht, Lastwagenfahrer bauen zwischen Mitternacht und drei Uhr in der Frühe die meisten Unfälle.

In den USA wechseln viele Arbeiter und Angestellte ihre Schichten alle zwei bis vier Wochen, sogar ständige Nachtarbeit ist nicht unüblich. Weil bei diesem Vorgehen die Rotation langsam stattfindet oder ganz ausbleibt, stellen sich die Körperrhythmen der Betroffenen komplett um. Der Nachtschaffende ist nachts tatsächlich fit, und sein Leistungstief fällt in die Schlafenszeit. Er bringt im Betrieb eine bessere Arbeit und verursacht weniger Unfälle. Der große Nachteil: Der Treff mit Freunden und Bekannten wird erschwert, ein Abend im Theater oder Konzert verhindert, das Familienleben ruiniert. Nicht einmal die freien Tagen gleichen dies aus – denn da tickt die innere Uhr verkehrt.

Wer fliegen will muß leiden: der Jet-lag

Als im Jahre 1522 die Überlebenden von der Erdumsegelung Magellans heimkehrten, hatten sie zwei Dinge gelernt: Man kann nach Westen segeln und von Osten zurückkehren. Und man verliert dabei einen Tag. Heute staunt niemand mehr über die Zeitzonen. Sie gelten allenfalls als Ärgernis. 17 Prozent aller Langstreckenpassagiere leiden nach der Landung unter den Symptomen des Jet-lags: Übelkeit, Verstopfung, Sehstörungen und Ohrenschmerzen. Fast alle fühlen sich müde und schaffen nur einen Teil ihrer gewohnten Leistung. Ihnen ergeht es kaum anders als den Schichtarbeitern: Die Körperrhythmen passen nicht zur neuen Tagesordnung.

Wir können zwar mit beliebiger Geschwindigkeit reisen, unser Körper jedoch verträgt gerade mal zwei Stunden Zeitverschiebung am Tag. Flüge in Richtung Westen bewältigen wir leichter als umgekehrt.

Das hängt mit der inneren Uhr zusammen. Weil sie einen 25-Stunden-Tag vorgibt, schaffen wir es, einen Tag auf 27 Stunden zu verlängern, aber nur auf 23 Stunden zu verkürzen.

Amerikanische Wissenschaftler haben kürzlich nachgewiesen, daß Baseballteams von der Westküste schlechter abschneiden, wenn sie zu Wettkämpfen an die Ostküste fliegen, als im umgekehrten Fall. Die West-Mannschaften sind benachteiligt, weil sich der Jet-lag bei einem Flug etwa von Los Angeles nach Washington besonders stark bemerkbar macht.

Manager tun gut daran, ihre Terminplanung an ihrer inneren Uhr auszurichten. Sie laufen sonst Gefahr, als angeschlagene Verhandlungspartner zu unterliegen. Legen Sie wichtige Besprechungen und Konferenzen auf den Vormittag, falls Sie in den Westen fliegen; bei Ostflügen entsprechend auf den Nachmittag. Sie machen sonst schlapp, wenn Ihre Geschäftspartner in Fahrt kommen.

Versuchen Sie bei kurzen Reisen, Ihren inneren Rhythmus beizubehalten. Sie sind in der gleichen Situation wie der Arbeiter in einer schnell rotierenden Wechselschicht. Sie ticken zwar verkehrt, fühlen sich aber besser, weil Ihr Körper sich nicht auch noch mit den Folgen der Zeitumstellung auseinandersetzen muß.

Helles Licht macht fit

Wir sind den Kapriolen der inneren Uhr nicht hilflos ausgeliefert, wir können ihr helfen, im richtigen Takt zu
schlagen. Richtig in dem Sinne, daß die inneren Rhythmen im Einklang mit dem natürlichen Wechsel von Tag
und Nacht schwingen.

Das Prinzip ist einfach: Sonnenlicht justiert die innere
Uhr jeden Morgen neu, indem es den Melatoninspiegel
verändert. Helligkeit hemmt die Melatoninproduktion,
Dunkelheit kurbelt sie an. Das Zeithormon sagt wiederum
den Körperzellen und Organen, wie spät es ist. Japani-
schen Wissenschaftlern gelang es sogar, anhand der Melatoninkonzentration im Blut von Verstorbenen den Todes-
zeitpunkt zu bestimmen.

Mit hellem Licht schaffen wir es, den Melatoninhaushalt und damit auch die innere Uhr zu beeinflussen. Eine
Glühbirne reicht allerdings nicht aus. Da unterscheiden
sich die Menschen gründlich von den Tieren. Den
nachtaktiven Hamstern genügt nämlich schon die Helligkeit des Mondlichts, um den nächtlichen Anstieg von
Melatonin zu verringern. Das ist den meisten Vierbeinern
und Vögel doch zu dunkel, sie werden aber beim schwa-
chen Licht der Wohnzimmerleuchte munter. Wenn Ihr
Kanarienhahn beim Krimi am späten Abend partout nicht
aufhören will zu singen, decken Sie seinen Käfig ab. Der
arme Vogel hat die Ruhestörung nicht zu verantworten;
das Fernsehlicht signalisiert ihm Tag, und er hört auf seine
innere Uhr.

Nur wir Menschen haben verlernt, auf schwache Licht-signale zu reagieren. Glühbirnen und Leuchtstoffröhren wirken auf die menschliche Zirbeldrüse, als wäre es Nacht.

Normales Kunstlicht verlängert nicht unseren biologi-schen Tag. Wir halten uns damit lediglich länger wach, mehr, als es unsere Natur vorsieht. Erst die Sonne oder das Tageslicht beendet die Melatoninausschüttung.

Ein paar Zahlen: Die übliche Zimmerbeleuchtung liegt zwischen 50 und 500 Lux. Lux ist die Einheit für die Beleuchtungsstärke, also ein Maß für die Intensität des Lichts.

2500 Lux bremst unsere Melatoninproduktion ab. Das entspricht ungefähr der Helligkeit, die wir sehen, wenn wir an einem Frühlingstag aus dem Fenster blicken.

Mit 10000 Lux lassen sich fast alle Tagesrhythmen syn-chronisieren. Ein sonniger Tag am Äquator bringt es auf 80 000 Lux.

Sie bringen Ihre Rhythmen am ehesten in Schwung, wenn Sie nach der Sonne leben. Tanken Sie morgens Licht, machen Sie in der Frühstückspause einen kleinen Spaziergang, und rücken Sie Ihren Schreibtisch ans Fenster. Helles Licht am Morgen läßt Sie aufleben, Ihre Stimmung genauso wie Ihren Hormonhaushalt, Ihre Kraft und Fitneß wie Ihren Stoffwechsel.

Umgekehrt ist Tageslicht geradezu Gift für den heimkeh-renden Nachtarbeiter. Denn für ihn beginnt ja jetzt die

Ruhephase, er sollte schlafen. Deshalb vermeiden Sie alles, was munter macht: Sonne, anregende Gespräche, aufregende Filme. Versuchen Sie statt dessen, am Abend vor Ihrer nächsten Schicht noch etwas Tageslicht zu genießen.

Duschen unter Flutlicht

In den USA installieren immer mehr Unternehmen für die Nachtschicht spezielle Lichtanlagen, um die Melatonin-produktion ihrer Arbeiter und Angestellten zu stoppen. Natürlich erhoffen sich die Manager damit bessere Arbeitsergebnisse.

Vor allem aber soll die Unfallgefahr gebannt werden. Es gibt solche Anlagen beispielsweise in Elektrizitätswerken, auf Ölförderplattformen und in den Kontrollterminals der Kernkraftwerke.

Die Methode, über wattstarke Beleuchtungsvorrichtungen den Melatoninhaushalt zu kontrollieren, ist in den USA durch ein Patent geschützt. Jeder Anwender muß für die – von der Idee her eher banal anmutende – Therapie bezahlen. Kurioserweise beantragten und erhielten das Patent drei Professoren der Harvard Universität in Boston – eine Situation, die bei uns fast undenkbar ist. Schließlich werden die Wissenschaftler für das Erforschen solcher Dinge bezahlt.

Das Geschäft lohnt: Zahlreiche amerikanische Flughäfen bieten den Licht-Service an. Flugpassagiere aus Übersee, die etwa in Newark in New Jersey oder in Chicago landen, werden noch vor der Paßkontrolle durch hell erleuchtete Zonen geschleust. Auch einige Hotels halten für ihre umstiegswilligen Gäste spezielle Jet-lag-Zimmer bereit, in denen die Reisenden bei 3000 Lux hellem Licht duschen können.

Melatonin wirkt wie die Nacht

Einfacher und raffinierter läßt sich die innere Uhr austricksen, wenn man zur gewünschten Schlafenszeit Melatonintabletten schluckt. Sie machen schläfrig, senken die Körpertemperatur und schalten den Stoffwechsel auf Nachtbetrieb um. Was keine Schlaftablette schafft, bewirkt Melatonin: Unsere biologischen Rhythmen stellen sich auf die gewünschte neue Zeit um.

Das weiß man seit zehn Jahren. Schon damals belegten renommierte Wissenschaftler der englischen Surrey-Universität die Jet-lag-mindernde Wirkung des Melatonins. Dazu flogen zehn Männer und sieben Frauen von San Francisco nach London. Sie überquerten acht Zeitzonen in die schwerer zu bewältigende Ostrichtung. Drei Tage vor dem Flug und noch vier Tage danach schluckte ein Teil der Gruppe Melatonintabletten, die anderen bekamen ein Placebo, also Pillen, die gleich aussehen und schmecken, aber keinerlei Wirkung haben. Natürlich wußte niemand, ob seine abendliche Pille echt oder eine Fälschung war. Nach der Ankunft in London wurden alle 17 Versuchsteilnehmer gründlich getestet. Sechs der neun Personen, die das Placebo nahmen, litten unter Jet-lag und brachten deutlich geringere Leistungen. Aber keiner der acht Melatoninschlucker zeigte irgendwelche nennenswerte Ausfallerscheinungen.

In einer kürzlich veröffentlichten Studie der gleichen Forschergruppe erwies sich Melatonin erneut als Zaubertrank. 500 Freiwillige schafften es, mit Melatonintabletten ihre innere Uhr beliebig zu verstellen. Sogar einen Flug über elf Zeitzonen, was der Reise von Frankfurt nach Sydney entspricht, bewältigten sie spielend. Melatonin zwei Tage vor und drei Tage nach dem Flug jeweils zur gewünschten Schlafenszeit, und der Körper stellt sich deutlich schneller um.

Wägen Sie ab

Eine pauschale Lösung für Synchronisationsstörungen gibt es nicht. Sie müssen in jeder Situation neu entscheiden: Wollen Sie Ihre innere Uhr umstellen, oder behalten Sie lieber den alten Rhythmus so gut es geht bei? In Europa beurteilt man kurze Schichten als vorteilhafter. Gerade weil sich der Körper nicht dauernd umstellen muß, werden sie gerne angenommen. Auch die Einsatzpläne für Piloten und Stewardessen sind so ausgerichtet, daß das Flugpersonal seinen Heimatrhythmus aufrechterhalten kann. Hier wären helles Licht oder Melatonintabletten fehl am Platz.

Wollen Sie sich tatsächlich umstellen, bleibt die Wahl zwischen Lichttherapie, Melatonineinnahme – und Abwarten.

Fliegen Sie in Urlaub an den Strand Ihrer Träume, dann entspannen Sie sich ein paar Tage. Warum nachhelfen, wenn es auch von alleine geht? Als vielreisender Manager ziehen Sie vielleicht Melatonintabletten vor, denn sie wirken schnell und gut. Sprechen Sie zuvor mit Ihrem Arzt darüber.

Für Schichtarbeiter erscheint helles Licht als die richtige Wahl. Das ergaben Studien an der Universität in Adelaide, Australien.

Die Wissenschaftler verglichen die Wirkung einer Lichtdusche mit der von Melatonin. Ein Teil der Arbeiter wurde während der Nachtschicht vier Stunden lang mit hellem Licht bestrahlt. Ein zweite Gruppe nahm vor dem Schlafengehen nach der Schicht, also morgens, eine Melatonintablette. Als Kontrolle diente eine dritte Gruppe Nachtarbeiter. Sie bekamen entweder ein Licht von weniger als 50 Lux, also einer Stärke, die der menschlichen Zirbeldrüse garantiert nichts tut, oder aber eine Tablette ohne Melatonin.

Die Lichttherapie erwies sich eindeutig als Favorit. Die Licht-Gruppe veränderte ihren Tagesrhythmus am stärksten, brachte die beste intellektuelle Leistung und schlief am erholsamsten. Melatoninschlucker und Kontrollgruppe belegten annähernd den gleichen Rang. Allerdings verhalf Melatonin den Arbeitern zu einem entschieden besseren Schlaf.

Vielleicht sollten wir aber ganz umdenken und nicht den Menschen an unnatürliche Verhältnisse anpassen, sondern die Arbeitsbedingungen so verträglich wie möglich gestalten. Mit etwas Phantasie, Flexibilität und den immer kürzer werdenden Arbeitszeiten müßte das doch gehen.

Melatonin sorgt für gesunden Schlaf

Ein Drittel unseres Lebens verbringen wir im Schlaf, etwa acht Stunden täglich – meistens jedenfalls. Wenn Sie Abend für Abend in einen tiefen und erholsamen Schlummer fallen, gehören Sie zu den Glücklichen. Denn das ist selten. Einer von drei Erwachsenen, so schätzen Mediziner, leidet zeitweise oder dauerhaft unter Schlafstörungen. Melatonin sorgt für einen gesunden Schlaf, indem es den Tag-und-Nacht-Rhythmus steuert und den Körper in Schlafbereitschaft versetzt.

Manche nennen Melatonin auch das Schlummerhormon. Viele Probleme rund um den Schlaf haben ihre Ursache in einer falsch gehenden inneren Uhr oder in einem gestörten Melatoninhaushalt.

Einschlafen: Melatonin ist unser Sandmännchen

Der Schlaf überfällt uns von alleine, auch dann, wenn wir den ganzen Tag auf der Couch gefaulenzt haben. Wenn es dunkel wird, strömt Melatonin mit dem Blut durch alle Organe. Es senkt die Körpertemperatur und macht schläfrig. Je tiefer die Temperatur fällt, desto leichter schlafen wir ein.

Am Tiefpunkt der Körpertemperatur, das ist so zwischen zwei und drei Uhr in der Nacht, bleiben wir nur mit allergrößter Mühe wach. Andererseits ist es nahezu unmöglich, am späten Nachmittag einzudösen. Dann hat die Temperatur nämlich ihren Tagesgipfel erreicht.

90 Minuten zwischen Tod und Traum

Wir schlafen in einer Nacht nicht durchgehend gleich. Das Gehirn arbeitet unterschiedlich intensiv, zeitweilig rollen wir heftig mit den Augen, dann liegen wir völlig ruhig, unser Herz schlägt mal schneller, mal langsamer, der Blutdruck sinkt, später steigt er wieder auf Tagesniveau. Das alles passiert wohlgeordnet und in ganz bestimmten Zeitabschnitten.

Die Schlafforscher unterscheiden fünf Schlafstadien: zwei leichte Schlafphasen, zwei Tiefschlafphasen und eine traumreiche Schlafphase. Im leichten Schlaf verbringen wir etwa die Hälfte der Schlafzeit. Der Körper wird ruhig, wir atmen langsamer und tiefer als tagsüber, die Muskeln entspannen sich, das Herz schlägt in größeren Abständen, der Blutdruck fällt.

Schließlich gleiten wir in den Tiefschlaf. Jetzt erholt sich das Gehirn. Die höheren Hirnfunktionen erlöschen gänzlich. Nur noch die lebenserhaltenden Bereiche arbeiten. Wir träumen nicht, unser Bewußtsein hat sich in den Tiefen des Schlafs verloren. Wir könnten uns bewegen, doch unsere Muskeln erhalten keine Impulse. Fast scheint es, als durchlebten wir einen kleinen Tod.

Bald kehrt jedoch das Leben zurück. Die Hirnzellen wachen auf, die Augäpfel huschen hin und her, wir atmen heftiger, das Herz kommt in Trab, Blut schießt durch die Adern. Die Traumphase beginnt. Bizarre Bilder, phantastische Landschaften, skurrile Figuren, erotische Gedanken beherrschen unser Bewußtsein. Zu gern möchten wir uns bewegen, die Träume ausleben – aber wir können es nicht. Die Muskeln sind wie gelähmt. Uns bleibt nur der aussichtslose Versuch, mit den Augen festzuhalten, was wir sehen. Weil sich die Augen rasch bewegen, nennt man dieses Schlafstadium auch REM-Schlaf, nach dem englischen »rapid eye movement«.

Auf die Traumphase folgt wieder ein leichter Schlaf. Drei- bis fünfmal durchlaufen wir die Stadien in einer Nacht, immer in dieser Reihenfolge. Jeder Zyklus dauert rund 90 Minuten. Alle 90 Minuten wachen wir verhältnismäßig leicht auf. Da weckt uns schnell das knatternde Moped, ein bellender Hund oder die volle Harnblase.

Der Tiefschlaf scheint der wichtigere Teil des Schlafzyklus zu sein. Er wirkt besonders erholsam und beansprucht etwa 20 Prozent der gesamten Schlafzeit. Wenn wir längere Zeit zu wenig schlafen, dann verweilen wir in der Erholungsnacht erheblich länger im Tiefschlaf als üblich. Während der Nacht nimmt der Anteil des Tiefschlafs von Zyklus zu Zyklus ab. Dafür träumen wir länger, insgesamt ein Viertel der Schlafzeit.

Ausschlafen: selten spontan

Was weckt uns morgens auf? Im idealen Fall – so hat es die Natur vorgesehen – erwachen wir spontan aufgrund eines inneren Signals. Tatsächlich weckt uns der Wecker und das Wissen, daß wir aufstehen müssen.

Aus dem Nachtschlaf wachen wir unterschiedlich

schnell auf. Es hängt davon ab, in welcher Schlafphase wir gerade sind und was wir hören. Im Tiefschlaf fällt das Aufwachen sehr schwer, aus unseren Träumen lassen wir uns schon eher reißen und im leichten Schlaf geht es recht schnell. Eine angenehme Melodie oder neutrale Geräusche wecken einen gesunden Schläfer nicht. Als neutral wertet das moderne Gehirn etwa den Lärm eines LKW: Er fährt nicht bis vors Bett, ist also ohne Bedeutung. Unangenehme Reize wecken schnell; es könnte Gefahr drohen. Auch auf unseren Namen reagieren wir flott.

Den DIN-Schlaf gibt es nicht

Es steht im statistischen Jahrbuch der Bundesrepublik Deutschland: Wir schlafen durchschnittlich acht Stunden und 22 Minuten. Die Zahl vermittelt Genauigkeit, besagt aber nichts. Denn der Schlafbedarf ist so individuell wie Augenfarbe und Nase. Den sogenannten normalen Schlaf oder gar eine Schlafnorm, ähnlich wie technische DIN-Vorschriften, gibt es nicht. Auch wenn ihn die Statistiker minutengenau zu kennen glauben.

Jeder gesunde Schläfer durchläuft in der Nacht mehrere Zyklen mit den fünf Schlafstadien. Doch wie und wann oder wie lange er schläft, entscheidet jeder selbst. Schlaf und Schlafbedarf ändern sich mit dem Alter, die Schlafzeit bestimmt jeweils die innere Uhr, die Schlafdauer hängt von vielen Faktoren ab, etwa von der Jahreszeit. Bei einem Versuch simulierten Schlafforscher durch unterschiedlich lange Hell-Dunkel-Phasen Sommer und Winter. Während der achtstündigen »Sommer«nächte schliefen die Testpersonen durch. Anders verhielten sie sich im »Winter«. In den 14stündigen Nächten erwachten Männer wie Frauen und verweilten für längere Zeit in einer Art wacher Ruhe. Alle sagten später, sie hätten sich nach den langen Nächten erheblich ausgeruhter gefühlt als im »Sommer«. Wer will da noch bestimmen, was richtig und was falsch ist?

Der Schlaf verändert sich

Ein neugeborenes Baby verschläft 16 Stunden seines Tages. Die Wachzeit verteilt es dabei so elegant über Tag und Nacht, daß die glücklichen Eltern bald genervt dreinschauen, weil ihnen selten mehr als ein, zwei Stunden zusammenhängender Schlaf bleiben. Einjährige schlafen mit insgesamt 14 Stunden kaum weniger lang, dafür aber die meiste Zeit nachts. Wieder ein Jahr später brauchen die Kleinkinder rund zwölf Stunden Schlaf, das ist ein langer Nachtschlummer und ein kurzes Nickerchen am Mittag. Mit sechs lassen alle Kinder den Mittagsschlaf weg.

Wir ändern nicht nur Schlafzeit und -dauer, sondern auch die Schlafstruktur. Im ersten halben Jahr dauert ein Schlafzyklus gerade mal 60 anstelle der später üblichen 90 Minuten. Markanter noch entwickelt sich der Traumschlaf. Schon im Mutterleib unterscheiden die Forscher einen aktiven Schlaf, die Vorstufe zum Traumschlaf, von einem ruhigen Schlaf, dem späteren Tiefschlaf. Die Träumerei nimmt etwa 80 Prozent des Schlafs ein. In seinen ersten Wochen träumt das Baby die Hälfte seiner Schlummerzeit. Wenn das Kind in die Schule kommt, träumt es kaum länger als gesunde Erwachsene, nämlich ein Viertel der Nacht. Je mehr der Traumschlaf zurückgeht, desto munterer und aufgeweckter werden die Kinder.

Teenager kämpfen abends oft mit dem Einschlafen. Nicht immer liegt es daran, daß sie nicht schlafen wollen; sie können es einfach nicht. Ihr Körper ist noch nicht schlafbereit. Für etwa ein Jahrzehnt verlängert sich der Tagesrhythmus auf rund 26 Stunden. Die innere Uhr der Zehn- bis Zwanzigjährigen geht nach, die Jugendlichen hinken dem Rest der Welt hinterher. Meist leiden sie werktags unter Schlafmangel, am Wochenende holen sie das aber auf.

Ältere Menschen schlafen schlechter als jüngere. Ein Teil des Tiefschlafs bleibt aus. Sie schlummern leichter und flacher, wachen öfter auf und bleiben dann länger wach. Viele Männer und Frauen verändern auch ihr Schlafverhalten. Sie gehen früher ins Bett und machen tagsüber häufiger ein Nickerchen. Dafür sind sie frühmorgens schon munter. Falsch ist die Meinung, Ältere brauchen weniger Schlaf als Erwachsene. Sie müssen sich genauso lange erholen wie in ihren jüngeren Jahren.

»... sechs für die Idioten«

Napoleon Bonaparte hatte eine rigorose Meinung über den Schlafbedarf: »Vier Stunden für die Männer, fünf für die Frauen und sechs für die Idioten.« Wie er waren viele bekannte historische Figuren Kurzschläfer: Friedrich der Große, der Philosoph Immanuel Kant oder der Erfinder der Glühbirne, Thomas Alva Edison.

Kurzschläfer kommen mit höchstens sechs Stunden Bettzeit aus. Sehr selten sind Extremfälle wie etwa die 70jährige Krankenschwester in England. Sie schlief lebenslang nur eine Stunde und fühlte sich dennoch leistungsfähig. Leonardo da Vinci schlief alle vier Stunden eine Viertelstunde lang, insgesamt weniger als zwei Stunden am Tag. So verlängerte er seine Schaffensperiode um zwanzig Jahre. Zwei Drittel aller Erwachsenen verweilen sieben bis neun Stunden im Nachtschlummer, etwa jeder zehnte döst länger. Zu welcher Gruppe Sie gehören ist gleichgültig, solange Sie Ihren Schlaf als erholsam empfinden.

Allerdings läßt sich der Schlaf in gewissem Umfang reduzieren. Acht-Stunden-Schläfer konnten sich bei wissenschaftlichen Experimenten ein bis zwei Schlafstunden abtrainieren, ohne daß sie sich beeinträchtigt fühlten. Möglicherweise schlafen sie dann einfach gründlicher. Der erholsame Tiefschlaf dauert bei allen Schläfern annähernd gleich lang. Langschläfer brauchen lediglich länger zum Einschlafen, verweilen doppelt so lange in der leichten Schlafphase und träumen mehr als Kurzschläfer.

Auch Langschläfer befinden sich in guter Gesellschaft: Johann Wolfgang von Goethe soll zwischen neun und 14 Stunden täglich geschlafen haben. Und Albert Einstein gönnte sich zusätzlich zu seinen zwölf Stunden Nachtschlaf noch einige Nickerchen am Tage.

Wozu schlafen wir?

Wenn uns über längere Zeit der Schlaf fehlt, werden wir launisch, reizbar, unkonzentriert, vergeßlich. Also schlafen wir, um uns zu erholen. Denn im Tiefschlaf tanken Körper und Gehirn auf. Er regt das Wachstum an und hält uns im seelischen Gleichgewicht. Auch das Melatonin geht in den Schlummerstunden seinen vielfältigen Aufgaben nach.

Im Schlaf geschieht aber mehr. Tiere schlafen beispielsweise auch, um Energie zu sparen. Die kleine, flinke Maus schläft dreimal so lange wie der schwere Elefant, bei dem alles ein bißchen gemächlicher geht. Tiere, die zum Schlafen einen geschützten Ort aufsuchen können, leisten sich einen längeren Schlaf. Das Kaninchen in seinem Bau döst ruhiger als der Hase draußen im Feld, der Schimpanse im selbstgebauten Baumnest ausgiebiger als die Kuh auf der Weide. Antilopen und Gazellen, die ständig von Raubfeinden bedroht sind, dösen immer nur wenige Minuten. Die Gejagten und Gefährdeten sparen am Traumschlaf.

Da stellt sich natürlich die Frage, wozu ist der Traumschlaf gut? Nur Säugetiere und Vögel träumen. Die von der Entwicklung her älteren unter ihnen träumen mehr als erst später entstandene Tiere. Beim Neugeborenen beansprucht der Traumschlaf den größten Teil der Schlafdauer. Warum das so ist und wozu wir träumen, weiß niemand. Es gibt nur Vermutungen. Einige Forscher nehmen an, daß der Traumschlaf das Gedächtnis ordnet. Unwichtige Informationen sollen gelöscht werden, um Speicherplatz für Neues zu schaffen. Er ermöglicht so das Lernen und garantiert Sicherheit bei sich wiederholenden motorischen Abläufen wie beispielsweise beim Greifen oder Gehen oder auch Klavierspielen.

Wenn der Schlaf Probleme bereitet

Von Zeit zu Zeit hat jeder Schwierigkeiten einzuschlafen. Das ist normal. Zum ernsten Problem wird eine Schlafstörung, wenn der Nachtschlaf über mehr als vier Wochen keine Erholung bringt und man sich müde und schlaff durch den nächsten Tag quält. Vielleicht wälzen Sie sich vor dem Einschlafen länger als eine halbe Stunde im Bett, schlafen unruhig und oberflächlich, wachen vorzeitig auf und finden keine Ruhe mehr. Dann wissen Sie: Ein unbefriedigender Schlaf zehrt an den Kräften. Er beeinträchtigt Gesundheit und Lebensqualität.

Schlafstörungen gehören neben Kopfschmerzen zu den Klagen, die ein Arzt am häufigsten hört. Sie stehen nach Bluthochdruck, Bronchitis und Herzschwäche an vierter

Stelle in der Rangliste der Diagnosen. Amerikanische Schlafforscher schätzen, daß die US-Wirtschaft jährlich 50 Milliarden Dollar verliert, weil übermüdete Mitarbeiter die Produktion verzögern.

Andererseits überschätzen einige Betroffene ihre Schlafstörung. Bei 300 Patienten, die ihr Schlafverhalten dokumentierten, kamen erhebliche Unterschiede zwischen ihrem persönlichen Eindruck und dem minutiösen Protokoll ans Tageslicht: So schliefen viele bereits in der ersten halben Stunde ein, glaubten aber länger als eine Stunde gebraucht zu haben. Statt wie beklagt neun- oder zehnmal in der Nacht aufzuwachen, passierte das nur zwei-, dreimal. Eine halbe Stunde später schlummerten sie weiter. Die Patienten schätzten ihre gesamte Schlafzeit auf fünf bis sechs Stunden. Tatsächlich waren es sieben bis achteinhalb Stunden. Diesen Patienten hilft oft schon das Wissen darüber, wie individuell unser Schlafbedürfnis ist.

> Es gibt keine allgemein gültige Schlafnorm. Wenn Sie Ihre Eigenarten als ein Teil von Ihnen akzeptieren, verringert sich auch der Leidensdruck. Erst wenn der Schlaf Ihr Wohlbefinden und Ihre Leistungsfähigkeit beeinträchtigt, leiden Sie an einem behandlungsbedürftigen Schlafproblem.

Schlafprobleme haben tausend Ursachen

Die Mediziner unterscheiden etwa 70 verschiedene Störungen des Schlafs. Weil der unbefriedigende, meist zu kurze Schlaf lediglich ein Symptom und keine Krankheit ist, muß der Arzt nach den wahren Ursachen suchen. Das kann eine körperliche Erkrankung sein, etwa Asthma, eine Fehlfunktion der Schilddrüse, Herzrhythmusstörungen oder chronische Schmerzen.

Depressionen und Schizophrenien beginnen mit Schlafstörungen. Alzheimer- und Parkinsonkrankheit bringen die meist älteren Patienten um ihre Nachtruhe. Diese Krankheiten gehen häufig mit einem gestörten Melatoninhaushalt einher. Auch Medikamente und Alkohol können als Schlafkiller wirken. Glücklicherweise haben die meisten Schlafprobleme harmlosere Ursachen, weswegen die Betroffenen aber nicht weniger leiden. Äußere Störfaktoren wie Lärm, ein zu warmes Schlafzimmer, das falsche Bett oder einfach nur der Wetterumschwung verleiden mehr Männern und Frauen den Schlaf als allgemein angenommen. Streit und Ärger, Hektik und Streß, ständige Überlastung und Zukunftsängste belasten viele Menschen stärker, als sie sich eingestehen mögen, und rauben ihnen den Schlaf. Wenn dann noch die Angst überhandnimmt, sich in der nächsten Nacht wieder schlaflos im Bett zu wälzen, dann wird die Schlafstörung schnell chronisch.

Störungen im Tagesrhythmus verleiden den meisten Betroffenen den Schlaf. Jeder zweite Schichtarbeiter, der auch in der Nacht anrücken muß, klagt über Schlafstörungen. Nach einer Reise über mehrere Zeitzonen gelingt es uns allen kaum, in den ersten Nächten zur rechten Zeit einzuschlafen.

Die Schlafmediziner kennen zwei Störungen, bei denen der Schlaf-Wach-Rhythmus erheblich vom tatsächlichen Tag-Nacht-Wechsel abweicht. Bei beiden fällt es den Patienten schwer, normale Schlafenszeiten einzuhalten. Entweder sie wachen besonders früh am Morgen auf und legen sich abends sehr früh ins Bett, oder alles geschieht ein paar Stunden zu spät. Bei den einen, meist älteren Menschen, tickt die innere Uhr zu schnell. Viel zu langsam vergeht der Tag bei den anderen Rhythmusgestörten. Dieses Phänomen tritt vor allem im Teenageralter auf. Man schätzt, daß etwa sieben Prozent der Jugendlichen unter einem gestörten Schlaf-Wach-Rhythmus leiden, der behandelt werden muß. Sie können selten vor zwei Uhr nachts einschlafen und finden morgens nicht aus dem Bett.

Fast jeder vierte der über 65jährigen findet seinen Schlaf nicht mehr erholsam. Ältere Menschen brauchen länger zum Einschlafen, manchmal zieht sich das Wegdämmern bis zu einer Stunde hin. Weil sich der Tiefschlaf deutlich rar macht, erfrischt der Schlaf weniger als in jüngeren Jahren und wird häufiger unterbrochen.

Der Mangel an Tiefschlaf hängt mit der geringeren Melatoninproduktion im Alter zusammen. Israelische Wissenschaftler verglichen kürzlich schlafgestörte ältere Patienten mit einer gleichaltrigen Gruppe, die keine Schlafschwierigkeiten hatte, und einer Gruppe aus gesunden jungen Menschen. Bei den Schlafgesunden unterschieden sich die Melatoninkonzentrationen nur unwesentlich. Ältere und Junge setzten Nacht für Nacht ausreichende Mengen des Schlafhormons frei. Dagegen begann bei allen Personen, die unter Schlafproblemen litten, die Zirbeldrüse erst verzögert mit der Melatoninerzeugung. Die Hormonkonzentrationen blieben weit unter den Spitzenwerten von Schlafgesunden. Der natürliche, altersbedingte Rückgang des Melatonins führt fast zwangsläufig zum gestörten Schlaf.

Melatonin: ein natürliches Schlafmittel

Unser Sandmännchen heißt Melatonin. Es schaltet den Körper auf Sparflamme, senkt die Körpertemperatur und macht schläfrig. Seit rund 15 Jahren dokumentieren Forscher in zahlreichen Studien die schlaffördernden Eigenschaften des Melatonins. Anders als herkömmliche Schlafmittel verändert Melatonin weder den Tiefschlaf noch den Traumschlaf. Der Melatonin-Schlaf ist identisch mit dem natürlichen Nachtschlummer.

In vielen Versuchen mit synthetisch hergestelltem Melatonin gelang es immer wieder, Freiwillige zu jeder beliebigen Tageszeit ins Reich der Träume zu schicken. Zur Mittagszeit dauert es länger, bis der Schlummer sich einstellt. Eine Tablette um zwölf Uhr macht drei bis vier

Stunden später schläfrig. Schluckt man sie zur Kaffeezeit am Spätnachmittag, dann verpennt man das Abendessen. Weil Melatonin den Tagesrhythmus verschiebt, erleichtert es erheblich das Neueinstellen der inneren Uhr, etwa bei Schichtwechsel oder nach einer Reise über mehrere Zeitzonen.

Als mildes, natürliches Schlafmittel könnte Melatonin denjenigen Patienten helfen, deren Schlafstörungen auf einen Melatoninmangel oder einen gestörten Schlaf-Wach-Rhythmus zurückgehen. Für diese Männer und Frauen erscheint Melatonin als die bessere Alternative zu den künstlichen Schlaftabletten. Denn Melatonin beseitigt nicht nur das Symptom, nämlich den gestörten Schlummer, es behebt die Ursache. Bei Älteren gleicht das Schlafhormon das natürliche Nachlassen der Melatoninproduktion aus. Jugendliche Rhythmusgestörte bringt es in Einklang mit dem natürlichen Tag.

In den Vereinigten Staaten ist Melatonin zu einem sehr beliebten und weit verbreiteten Schlafmittel geworden. Im weltweiten Computernetz Internet tauschen Melatoninanwender ihre persönlichen Erfahrungen aus. Klinikärzte erproben bei schweren, chronischen Krankheiten, wie ihre Patienten mit Melatonin die bitter nötige Nachtruhe finden können. Niedergelassene Ärzte empfehlen Melatonin anstelle der herkömmlichen Schlaftabletten. In Europa verläuft die Entwicklung ähnlich (siehe hierzu auch das Kapitel »Melatonin als Medikament«, Seite 187).

> Das Problem ist jedoch: Die Forscher wissen immer noch zu wenig über den Schlaf und seine Störungen. Melatonin ist nur eines von mehreren Puzzleteilen, die den Schlaf regulieren, verhindern oder fördern und uns täglich neu aufwachen lassen. Bei einigen Schlafstörungen bestreitet keiner mehr die helfende Wirkung von Melatonin. Bei vielen verspricht der Einsatz des Schlafhormons guten Erfolg. Aber über manchen steht noch ein großes Fragezeichen.

Ob Ihnen bei Ihrem ganz speziellem Problem Melatonin oder ein herkömmliches Schlafmittel besser helfen kann, müssen Sie mit Ihrem Arzt abklären. Idealerweise kommen Sie ganz ohne die chemischen Helfer aus. Sie selbst können viel für einen gesunden Schlaf tun.

- Fangen Sie schon morgens damit an: Wenn Sie stets zur gleichen Zeit aufstehen, egal wie lange Sie geschlafen haben, dann helfen Sie Ihrem Körper, einen Schlaf-Wach-Rhythmus zu entwickeln. Gehen Sie schon früh nach draußen. Das Tageslicht stoppt die Melatoninproduktion in der Zirbeldrüse. Sie werden dadurch schneller munter und abends schläfrig.
- Verzichten Sie auf ein Nickerchen am Tage. Vor allem meiden Sie Streß am Nachmittag. Erledigen Sie aufreibende Dinge morgens. Ärger, Hektik und Zeitdruck wirken wie ein Aufputschmittel. Sie jagen die Streßhormone Adrenalin und Kortisol ins Blut. Beide sind wahre Schlafkiller, denn ihre Wirkung hält lange an.

Ähnlichen Effekt hat Leistungssport am Abend. Danach sind Sie nur aufgedrehter. Wenn schon Leibesübungen, dann joggen Sie am Morgen, fahren Sie Fahrrad in der Mittagspause. Am Abend gehen Sie spazieren. Verzichten Sie auf Kaffee am Abend, essen Sie nur etwas Leichtes.

- Lernen Sie sich zu entspannen, etwa mit autogenem Training, progressiver Muskelentspannung oder Yoga. Krankenkassen und Volkshochschulen bieten preiswerte Kurse an. Wahrscheinlich müssen Sie einiges ausprobieren, bis Sie die für Sie geeignete Technik beherrschen.

- Entwickeln Sie ein Schlafritual. Ein Glas Milch hilft doppelt. Es signalisiert: Jetzt ist Schlafenszeit, und Milch enthält eine Vorstufe des Melatonins. Auch ein Glas Rotwein macht wohlig müde. In kleinen Mengen wirkt Alkohol entspannend. Doch Vorsicht: Zuviel schläfert zwar schnell ein, man schläft aber schlechter.

- Bereiten Sie sich einen schlaffördernden Tee, etwa aus Johanniskraut, Hopfen, Melissenblättern, Passionsblumenkraut, Baldrianwurzel, Kava-Kava oder Lavendel. Diese Pflanzen beruhigen und entspannen.

- Neu auf dem Markt ist finnische Nachtmilch. Kühe bilden nachts zehnmal mehr Melatonin als während des Tags. Das Hormon geht in die Milch über, das heißt, die Milch von Kühen, die nachts gemolken werden, enthält Melatonin. Die Finnen wollen künftig die Nachtmilch exportieren.

- Das Bett ist nur zum Schlafen da. Verboten ist lesen,

arbeiten, fernsehen, nachdenken und grübeln. Einzige Ausnahme: Sex. Danach schläft man meist auch besser ein.

■ Entwickeln Sie ein Gefühl für Ihre Müdigkeit. Vielleicht gehen Sie zu früh ins Bett. Gehen Sie deshalb nur ins Bett, wenn Sie tatsächlich müde sind. Wenn Sie nicht einschlafen können, stehen Sie wieder auf und kehren erst dann ins Bett zurück, wenn Sie wirklich schläfrig sind.

■ Sorgen Sie für ein angenehmes Schlafzimmer, ein bequemes Bett, frische Luft und 18 bis 20° C Lufttemperatur.

■ Denken Sie positiv: Keine Sorge, wenn Sie Schlaf benötigen – wird er schon kommen. Noch niemand ist an Schlaflosigkeit gestorben. Nächtliches Erwachen ist nicht krankhaft, es geschieht meist während besonders sensibler Schlafphasen.

■ Wenn alles nicht hilft: Führen Sie ein Schlafprotokoll. Vielleicht reicht Ihnen Ihr Schlaf aus. Wann gehen Sie schlafen? Wann stehen Sie auf? Unter welcher Art von Störung leiden Sie? Was essen, trinken, machen Sie nach 17 Uhr? Gab es bewegende Ereignisse am Tage? Wie fühlen Sie sich am nächsten Tag? Das Schlaftagebuch hilft Ihnen, den Ursachen Ihres Problems besser auf die Spur zu kommen.

■ Hände weg von Schlafmitteln, machen Sie keine unkontrollierte Selbstbehandlung: Alle Tabletten haben Nebenwirkungen, viele können abhängig machen. Pillen verschleiern die Ursachen der Schlafstörung und fördern eine passive, ergebene Haltung des Patienten gegenüber seinem Schlafproblem. Wenn Sie bereits regelmäßig Schlaftabletten nehmen: auf kleinstmögliche Dosis reduzieren, nur langsam absetzen. Die Gefahr, daß Sie unter starken Entzugserscheinungen und massiven Schlafproblemen leiden, ist sehr groß. Sprechen Sie mit Ihrem Arzt darüber.

Frühling, Sommer, Herbst und Winter

Nirgendwo sonst sind Frühling, Sommer, Herbst und Winter so ausgeprägt wie in unseren Breiten. Pflanzen und Tiere lernten in vielen Generationen, sich den wechselnden Temperaturen und Tageslängen anzupassen. Auch wir Menschen besitzen angeborene Jahresrhythmen. Die verlaufen lediglich unauffälliger. Im Frühjahr kommen die meisten Kinder zur Welt, im Herbst nehmen wir zu, und am wahrscheinlichsten sterben wir im Februar oder März. Wie bei den Tagesrhythmen spielt Melatonin dabei eine zentrale Rolle. Es informiert unseren Körper über die Jahreszeit.

Während der langen Winternächte schüttet die Zirbeldrüse mehr Melatonin aus als im Sommer, denn sie arbeitet so lange, wie es draußen dunkel ist. Daraus ergeben sich markante jahreszeitliche Schwankungen in der Hormonmenge. Nicht nur das: Die schwache Wintersonne dämpft nicht so energisch die Aktivität der Zirbeldrüse als im Sommer. Das Auf und Ab in der Melatoninkonzentration flacht ab, der Abstand zwischen Melatoningipfel und -tal ist im Winter geringer. Auch der Zeitpunkt, an dem Melatonin seinen Spitzenwert erreicht, verändert sich mit den Jahreszeiten. Im Sommer ist die Hormonkkonzentration kurz nach Mitternacht am höchsten und fällt morgens rasch ab. Im Dezember und Januar verschiebt sich das Hoch in die Morgenstunden. Und noch am Vormittag zirkuliert sehr viel Melatonin im Blut.

Der Rhythmus zeigt sich um so ausgeprägter, je weiter man in den Norden kommt. In London oder in New York ist es im Sommer fast sieben Stunden länger hell als an einem Wintertag. In Stockholm, das etwa auf dem 60. Breitengrad liegt, dauert ein Julitag 19 Stunden, ein Tag im Januar nur sechs. Das Tageslicht variiert im Laufe des Jahres um 13 Stunden.

In der norwegischen Stadt Tromso (70° nördl. Breite) dokumentierten Melatoninforscher die jahreszeitlichen Hormonschwankungen der dort lebenden Menschen. Sie ermittelten deren Melatoninkonzentrationen im Januar, März, Juni und September. Im Januar besteht ein Tag in Tromso aus nur zwei Stunden Dämmerlicht, im Juni dauert er 24 Stunden, und im März und September ist es genau zwölf Stunden hell und zwölf Stunden dunkel. Zwischen den einzelnen Personen variierten die Melatoninspiegel erheblich, doch in ihrem jahreszeitlichen Auf und Ab verhielten sie sich gleich. Genau wie die Wissenschaftler erwartet hatten, strömte im Januar weit mehr Melatonin durch die Adern der Nordlichter als im Juni. Im Juni lagen die nächtlichen Höchstwerte etwa gleich mit denen im März und September. Die Tag-Nacht-Schwankungen des Melatoninspiegels blieben durchgehend erhalten. Eine andere Studie aus Fairbanks in Alaska kam zum gleichen Ergebnis. Am Melatonin erkennt der Körper die Jahreszeit.

Bei Tieren kann man saisonales Verhalten steuern – entweder indirekt mit Helligkeit oder direkt, indem man Melatonin unter ihr Futter mischt. Simuliert man beispielsweise im Winter mit künstlichem Licht die langen Sommertage, dann beenden Hamster ihren Winterschlaf, erkunden ihr Revier und suchen einen Partner oder eine Partnerin. Gibt man ihnen im Sommer zusätzliches Melatonin, erreicht man damit, daß die Tiere mit der Vorbereitung ihres Winterschlafs beginnen. Melatonin bringt die Hamster dazu, sich zu jeder Jahreszeit angemessen zu verhalten, so daß sie nur selten hungern, nicht erfrieren und möglichst viele Jungen durchbringen.

> Auch der Mensch läßt sich mit Licht manipulieren. Während einer Überwinterung in der Antarktis bestrahlte ein Forscher seine Kollegen sechs Wochen lang mit 2500 Lux starkem Licht – jeweils eine Stunde morgens und abends. Damit simulierte er annähernd einen Sommer. Tatsächlich veränderte sich der Melatoninzyklus. Das Melatonin erreichte seine Spitzenwerte kurz nach Mitternacht – wie im echten Sommer –, und die Zirbeldrüse hörte schon frühmorgens auf, das Hormon zu produzieren.

Auch Menschen halten Winterschlaf

Wenn im März die Tage länger werden, dann feiert die Natur Neujahr, und mit ihr auch unser Körper. Doch es beginnt recht chaotisch: Die Stimmung wechselt so schnell wie das Wetter im April. Einmal strahlen wir mit den Tulpen und Narzissen um die Wette, sind gut gelaunt und voller Tatendrang. Das andere Mal fallen wir in ein emotionales Tief. Seelische Erkrankungen brechen meist im Frühjahr durch, die Zahl der Selbstmorde ist in dieser Jahreszeit am höchsten.

- Der Frühling ist die beste Zeit für Diäten. Wir essen weniger, schlafen kürzer, bewegen uns mehr und denken optimistisch. Kinder erleben im Frühjahr einen regelrechten Wachstumsschub. Aber Vorsicht: Das Immunsystem ist noch geschwächt vom langen Winter, es muß sich erst kräftigen. Wir erkranken schneller als sonst. Ärzte diagnostizieren dreimal mehr Brustkrebs und Prostatakrebs als im Dezember.

- Spätestens im Juni weckt die Sonne unseren Körper endgültig auf. Sie kurbelt den Kreislauf an, sorgt für gute Laune und steigert unsere Leistung. Der Sommer lockt ins Freie. Wir genießen die langen Sommerabende und die Freiheit, spätabends noch draußen zu sein.

- Im August und September bauen wir ab. Die geistigen Leistungen lassen nach, um später im Herbst wieder einen Höhepunkt anzustreben. Wir essen mehr, unser Körper wandelt eifrig Kalorien in Fett um. Das Speckbäuchlein bei Männern wächst, die Rundungen bei Frauen werden weiblicher. Beide werden träger, man schläft mehr als sonst. Allergien, Asthma und Grippe breiten sich aus.

- Wenn die Tage kürzer und die Nächte länger werden, fallen wir in eine Art Winterschlaf. Im November beginnt die Zirbeldrüse schon ab 17 Uhr mit der Ausschüttung des Melatonins und hört erst am Vormittag damit auf. Das macht schlapp und dämpft die Stimmung. Die Zeit scheint langsamer zu vergehen. Wie die Bären verkriechen wir uns jetzt in unsere Höhlen– wir suchen Ruhe und Behaglichkeit.

Unsere Ur-Ur-Großeltern richteten sich meist nach diesem Jahresablauf. Nach der Ernte im Herbst lebten und arbeiteten sie gemächlicher, sammelten Kräfte für das Frühjahr. Heute erwarten wir, daß wir unser Tempo im Sommer und Winter gleichermaßen durchhalten. Doch letztlich können auch wir uns der dämpfenden Wirkung des Melatonins kaum widersetzen. Wir sind ihr aber nicht wehrlos ausgeliefert.

So bleiben Sie im Winter fit

Licht macht Wintermüde munter. Ein kurzer Spaziergang in der Mittagspause genügt, um die Melatoninproduktion deutlich zu drosseln. Richten Sie sich zu Hause einen gemütlichen, gut ausgeleuchteten Platz an einem Südfenster ein. Wichtig: luftige Atmosphäre, helle Farben, leichte Möbel und viele Pflanzen. Wenn Sie schlappmachen, gönnen Sie sich einen Urlaub im sonnigen Süden.

Aber auch Kälte hat ihre Vorteile: Kalte Luft hält fit. Tiere schützen sich vor der Kälte mit einem dichten Fell und einer gewaltigen Speckschicht. Ein Fell haben wir nicht, einen Speckbauch wie die Robben wollen wir nicht. Also erfanden wir die Heizung und verloren so ein Stück Anpassung an die Natur. Die Bewohner arktischer Regionen dagegen sind für das Überleben gerüstet, sie kennen die lähmende Winterschlaffheit kaum. Anders als bei Mitteleuropäern steigt und fällt ihre Körpertemperatur mit der Jahreszeit. Mit dem Temperaturwechsel passen sich die nordischen Stämme an, wir tun es nicht, weil wir eine Heizung haben und uns gerne in unserer Höhle verkriechen.

Vergessen Sie also die Heizung, sie macht schlapp. Gehen Sie im Winter raus ins Licht und in die Kälte. Das bringt Ihren Temperaturzyklus in Schwung und hebt die Laune. Sport verjagt den Winterschlaf und unterdrückt die Produktion des Müdemachers Melatonin. Untersucht hat man das an 18 norwegischen Studenten. Einen Herbst lang traten sie regelmäßig zum Fitneßtraining an, den nächsten Herbst durften sie faulenzen. Jeweils im Januar ermittelten die Wissenschaftler die Melatoninwerte im Blut. Sie fanden zweierlei: Nach dem aktiven Herbst lag die Melatoninkonzentration deutlich unter den Werten des »faulen« Jahres. Außerdem vergrößerte sich nach den Sportstunden der Abstand zwischen Tages- und Nacht-konzentration. Aktive Menschen haben im Winter weniger Melatonin im Blut und einen deutlich ausgeprägteren Tag-Nacht-Rhythmus als bewegungsarme Menschen.

Zum Fitbleiben hilft neben Sport und Licht auch eine *Anti-Winterschlaf-Diät*.

■ Genießen Sie tagsüber Lebensmittel, die die Aminosäure Tyrosin enthalten. Aus ihr baut der Körper aktivierende Substanzen zusammen. Dafür eignen sich Eier, Erbsen, Fisch, grüne Bohnen, Joghurt, mageres Fleisch, Magermilch, natürlich gereifter Käse, Weizenvollkornbrot.

■ Bevorzugen Sie am Abend tryptophanhaltige Nahrung. Tryptophan, eine Aminosäure und Vorstufe des Melatonins, finden Sie in Ananas, Bananen, Datteln, Erdnüssen, Feigen, Rindfleisch, Schmelzkäse und Süßigkeiten. Achten Sie auf ausreichend Mineralstoffe und Vitamine.

Und wenn mal alles versagt und der Tag gar zu trübe ist: Eine traurige Stimmung läßt sich mit Johanniskraut auf sanfte Weise wieder aufhellen.

Das Rätsel der Winterdepression

Wir alle sind hin und wieder in trauriger oder melancholischer Stimmung. Das ist normal. Doch bei manchen Männern und Frauen bleibt es nicht dabei. Sie entwickeln eine Depression. Weil mit dem Frühling Niedergeschlagenheit, Schwermut und Selbstzweifel verschwinden, tauften die Wissenschaftler das Seelenleid »saisonal abhängige Depression«, kurz SAD, in der Umgangssprache: Winterdepression.

Rund fünf bis zehn Prozent der Bevölkerung unserer Breiten leiden darunter, Frauen doppelt so häufig wie Männer. Je dunkler das Land, desto verbreiteter ist die Krankheit. In Norwegen zum Beispiel tritt die Winterdepression nördlich des Polarkreises doppelt so häufig auf wie im Süden des Landes.

Die Winterdepressiven lassen sich klar abgrenzen von den klassisch Depressiven. Ihre Krankheit erscheint nur während der Wintermonate. Trotz ungewöhnlich langer Schlafzeiten fühlen sich die Patienten ständig müde. Und sie entwickeln einen unheimlichen Appetit, geradezu einen Heißhunger auf Nudeln, Kartoffeln, Weißbrot und Süßigkeiten. Klassisch Depressive leiden eher im Sommer, können kaum schlafen und haben keinen Appetit.

Schuld an der winterlichen Gemütsverstimmung ist Melatonin. Die Zirbeldrüse arbeitet bei diesen Menschen wahrscheinlich zu eifrig, das Hormon überschwemmt den Körper. Doch wo viel seelisches Dunkel ist, hilft meist schon elektrisches Licht. So auch bei der Winterdepression. Intensives Licht bremst die allzu fleißige Zirbeldrüse, die Symptome verschwinden bei vier von fünf Patienten. Zwei Stunden Bestrahlung mit 2500 Lux starkem Licht über mehrere Tage hinweg reichen aus, um die Schwermut zu vertreiben. Erhöht man die Lichtintensität auf 10 000 Lux, so genügt schon eine halbe Stunde. Weil diese einfache Therapie ungewöhnlich gut wirkt, hat sich die Lichttherapie als Methode der Wahl weitgehend durchgesetzt.

Kindheit – Jugend – Reife – Alter

Der Melatoninspiegel steigt und fällt nicht nur im Laufe eines Tages oder eines Jahres. Das Auf und Ab begleitet uns das ganze Leben lang. Änderungen in der Melatonin-produktion geschehen immer zeitgleich mit überwältigen-den Ereignissen: Das schnelle Wachsen der Kinder geht einher mit hohen Melatoninwerten. Ein rasanter Abfall des Hormonspiegels leitet die Pubertät ein. Ein weiterer, sanfter Niedergang findet während der Wechseljahre statt, und zwar bei Frau und Mann. Im Alter schließlich versiegt die Melatoninquelle, das Leben neigt sich dem Ende zu.

Babys leiden unter Jet-lag

Ganz am Anfang des Lebens ruht die Zirbeldrüse. Das Ungeborene erhält im Mutterleib das Hormon von seiner Mutter. Offenbar synchronisiert Melatonin den Schlafrhy-thmus von Mutter und Kind. Zum Vorteil von beiden: Weil sich das Baby ihrem Rhythmus unterordnet, kann die künftige Mama noch eine ordentliche Portion Schlaf ge-nießen und Kräfte sammeln für die anstrengenden ersten Monate. Andererseits nutzt der manchmal recht rabiate Zwerg Mamas Ruhezeiten für seine Turnübungen aus, in denen er nicht ständig gestört wird.

Nach der Geburt bekommt das Baby geringe Mengen Melatonin mit der Muttermilch. Erst allmählich kurbelt seine Zirbeldrüse die eigene Melatoninproduktion an. Nach dem zweiten, spätestens dritten Geburtstag erzeugt das Kind dann soviel Melatonin wie später in seinem ganzen Leben nicht mehr. Parallel dazu entwickelt das Kind seinen eigenen Tagesrhythmus. Zuerst ticken die vielen inneren Uhren völlig durcheinander, jede wie sie will. Babys leiden sozusagen unter einer Art Jet-lag. Der Hunger meldet sich etwa alle 90 Minuten, die Windeln sind in einem zufälligen Muster voll.

Als erstes stellt sich der Rhythmus der Körpertemperatur ein. Sie zeigt bereits nach wenigen Tagen die charakteristischen Schwankungen. Zwischen sechster Woche und viertem Monat unterscheidet das Baby Tag und Nacht. Irgendwann um diese Zeit pendelt sich der Herzrhythmus ein. Im zweiten Halbjahr kann man die Blutzuckerrhythmen aufspüren. Alles zusammen dauert es zwei bis drei Jahre, bis das Kleinkind synchron mit seiner Umwelt lebt. Manche Wissenschaftler glauben sogar, daß die Kinderärzte anhand der täglichen Rhythmen beurteilen könnten, wie gut sich ein Baby oder Kleinkind entwickelt.

Ist es mal soweit, dann arbeitet die Zirbeldrüse auf Hochtouren. Melatonin durchtränkt Nacht für Nacht den kleinen Körper. Bei Sechsjährigen erreicht die Melatoninkonzentration ihren Gipfel von 125 Pikogramm Hormon pro Milliliter Blut. Das ist mehr als doppelt so viel als im Erwachsenenalter und fünfmal mehr als im Alter.

Die Unschuldsdrüse hemmt die Männlichkeit

Melatonin leitet die Pubertät ein. Davon sind viele Wissenschaftler überzeugt, ganz genau wissen sie es aber nicht. Doch alle Indizien sprechen für Melatonin.

In den ersten Lebenswochen produzieren Babys so viele Geschlechtshormone wie Erwachsene; zum Glück bewirken sie zu diesem frühen Zeitpunkt noch nichts. Jungen hören mit sechs Monaten mit der Produktion auf, Mädchen nach einem Jahr. Das ganze System schaltet sich ab und bleibt fast zehn Jahre lang stumm – so lange, wie die Zirbeldrüse diese enormen Mengen Melatonin freigibt. Es scheint, als funktioniert die Zirbeldrüse als eine Art Unschuldsdrüse, welche die Geschlechtsreifung unterdrückt.

Kurz vor Beginn der Pubertät fällt der Melatoninspiegel rasch ab. Nie wieder wird er die hohen Werte der »unschuldigen« Kinder erreichen. Den Abstieg merkt der Hypothalamus, den wir als obersten Chef des Hormonsystems kennen, und er befiehlt seinem Unterchef, der Hypophyse, die Produktion von Geschlechtshormonen anzukurbeln. Die Hypophyse schickt ihrerseits zwei Boten los, die sogenannten gonadotropen Hormone LH und FSH, die über den Blutkreislauf beim Mädchen zu den Eierstöcken und beim Jungen zu den Hoden wandern. Ihre Anweisung dort lautet: Laß ein Ei wachsen, oder, beim Jungen, bilde viele viele Samen.

Gleichzeitig erzeugen die Eierstöcke eigene Hormone, die Östrogene und Gestagene. Sie sorgen letztlich dafür, daß das Mädchen weibliche Formen entwickelt. Ihre Brust wächst, Scham- und Achselhaare sprießen, die Hüften verbreitern sich, der erste Menstruationszyklus, die Menarche, setzt ein. Bei den Jungen produzieren die Hoden das Hormon Testosteron. Unter seinem Einfluß werden die Stimme tiefer, die Muskeln stärker, Hoden und Penis größer und die Bartstoppeln sichtbar. Die Mädchen entdecken die Jungen, und die Jungen blättern in Sexmagazinen.

Denkbar ist, daß Melatonin den Hypothalamus daran hindert, die beiden gonadotropen Hormone LH und FSH zu bilden. Wenn die Melatoninkonzentration sinkt, fällt dieses Hindernis weg, die Hormonkaskade beginnt. Möglicherweise übt Melatonin auch an anderen Schaltstellen des Hormonkreislaufs seine hemmende Wirkung aus. Bei Ratten und vielen anderen Versuchstieren gelingt die Hemmung auch experimentell. Viel Melatonin verhindert, daß die Jungtiere geschlechtsreif werden.

Mediziner kennen das seltene Phänomen, daß Jungen schon sehr früh pubertieren, lange bevor sie eigentlich an der Reihe wären. Es heißt in der Fachsprache Pubertas praecox, übersetzt vorgezogene Pubertät. Bereits 1898 berichtete der deutsche Arzt Otto Heubner erstmals von einem solchen Fall. Heubner und später auch andere Ärzte fanden in den Zirbeldrüsen der betroffenen Jungen einen Tumor. Er hatte die Zirbeldrüse an der Melatoninproduktion gehindert. Der Melatoninspiegel fällt bei den Betroffenen ab, die Konzentrationen von LH, FSH und Testosteron steigen an, die Pubertät beginnt viel zu früh.

Ein ursächlicher Zusammenhang zwischen Zirbeldrüse und Pubertät liegt in diesem Fall nahe.

Auch Tageslicht spielt bei der Pubertät eine Rolle, was wieder für Melatonin spricht. Im Norden Skandinaviens bekamen die Mädchen lange Zeit später ihre erste Monatsblutung als etwa in Süditalien, Spanien oder Griechenland, also Ländern mit viel Sonnenlicht. Erst seit der Industrialisierung und der besseren Ernährung pendelt sich das Menarche-Alter in allen Ländern bei etwa zwölf bis 13 Jahren ein. Allerdings blieben Volksgruppen wie die Lappen im hohen Norden oder die Amish People in Nordamerika, die unverändert wie ihre Urahnen leben, hinter dieser Entwicklung zurück.

Jahre der Ruhe – und der Entscheidung

Nach der Pubertät bleibt der Rückgang der Melatoninkonzentration lange Zeit nahezu konstant: Melatonin wird allmählich, aber stetig weniger. Der Körper harmoniert mit dem natürlichen Tag, Temperatur- und Schlafzyklus laufen synchron mit Licht und Dunkelheit.

Was Sie in den Jahren zwischen 30 und 45 tun und lassen entscheidet über die folgenden Jahrzehnte. Die Sünden von heute zehren an der Substanz von morgen. Übergewicht werden Sie später nur schwer wieder los. Jetzt schaffen Sie es vielleicht noch, mit dem Rauchen aufzuhören. Mit Ausdauersportarten wie Joggen, Radfahren oder Schwimmen bauen Sie sich eine Gesundheitsreserve auf. Leben Sie nach Ihrem individuellem Rhythmus. Wenn Sie unter Schlafstörungen, ständiger Müdigkeit, Anfälligkeit für Infektionen oder ähnlichem leiden, ziehen Sie Bilanz, und arbeiten Sie an den Ursachen, die diesen Problemen zugrunde liegen.

Mit 45 Jahren produziert die Zirbeldrüse nur noch halb soviel Melatonin wie in der Kindheit, und der Trend hält an: Es wird immer weniger werden. Der Schlaf wird leichter, Krankheiten heilen langsamer, erste Anzeichen von Verschleiß tauchen auf. Unsere innere Uhr beschleunigt ihr Tempo. Bald wird sie dem 24-Stunden-Tag vorauseilen. Es fällt schwerer, sich an Rhythmusveränderungen, etwa bei Schichtarbeit, anzupassen.

Manchen Frauen setzt Melatonin zu

Die Tage vor den Tagen können Frauen zu schaffen machen. Sie klagen über Kopfschmerzen, Schlafstörungen, Verspannungen, Depressionen und eine gereizte Stimmung. Einige hegen einen Heißhunger auf Kohlenhydrate. Diese Frauen leiden am Prämenstruellen Syndrom (PMS). Lange schob die Fachwelt das Phänomen als psychisch bedingt zur Seite. Zu Unrecht, denn Frauen, die zum PMS neigen – und das ist immerhin jede dritte –, fehlt es am Melatonin. Im Vergleich zu gesunden Frauen produziert ihre Zirbeldrüse während des ganzen Monats weniger Hormon. In den Tagen vor den Tagen ist der Unterschied zu Gesunden besonders markant. Auch hört die Ausschüttung in der Nacht früher auf. Erste Versuche mit einer Lichttherapie verliefen erfolgreich. Zwei Stunden Licht am Abend können die Symptome des PMS lindern, die Zirbeldrüse arbeitet danach länger und besser.

Auch Migräne scheint mit Melatonin zusammenzuhängen. Bei gesunden Frauen erhöht sich die Melatoninmenge zum Ende eines Monatszyklus, nicht aber bei den Migräne-Patientinnen. Während der Kopfschmerzattacken kreist im Blut ebenfalls weniger Melatonin als üblich.

Die Melatoninkonzentration im Blut schwindet von Jahr zu Jahr. Irgendwann zwischen ihrem 45. und 55. Geburtstag hören die Eierstöcke der Frau auf, Östrogene zu bilden, sie schrumpfen. Auch der Mann hat seine Wechseljahre. Seine Hoden erzeugen weniger Testosteron. Heute schon einen Zusammenhang zwischen Melatonin und den Wechseljahren herzustellen, ist reine Spekulation, aber auch nicht auszuschließen.

Im Alter verkalkt die Zirbeldrüse

Wenn wir einmal die 80 erreicht haben, bildet die Zirbeldrüse gerade noch ein Fünftel der in den ersten Jahren üblichen Melatoninmenge. Die Hormonkonzentration im Blut läßt nach. Das Auf und Ab im Laufe eines Tages, der Abstand zwischen Melatoninhoch und -tief verringert sich – beim einen mehr, beim anderen weniger.

Die Wissenschaftler grübeln noch, warum die Zirbeldrüse allmählich ihre Arbeit einstellt und wie sie das macht. Zuerst dachte man, die Drüse verkalkt. Das passiert bei Nagetieren, etwa dem Goldhamster. Bei ihm führt die Verkalkung zur Abnahme des Melatonins. Auch wir Menschen lagern im Laufe der Jahre immer mehr Kalkteilchen in der Drüse ab, den sogenannten Hirnsand. Aber die Feinstruktur der Drüsenzellen bleibt ebenso erhalten wie das für die Melatoninproduktion notwendige Enzym.

Mit dem Älterwerden nehmen auch die Störungen im Tag-Nacht-Rhythmus zu. Die innere Uhr läuft schneller als in jungen Jahren, die Abfolge von Schlafen und Wachen beschleunigt sich, die Kurve der Körpertemperatur flacht ab und kann sogar ganz verschwinden. Alte Menschen brauchen deshalb mehr denn je Spaziergänge im Tageslicht, Gespräche und Geselligkeit. Soziale Zeitgeber können den gestörten inneren Rhythmus noch lange im richtigen Takt halten.

Zeit für die Liebe: Sex und Fruchtbarkeit im Jahreslauf

Fast alle Tierarten sind nur zu einer bestimmten Jahreszeit fruchtbar. Hasen rammeln im Frühjahr, der Hirsch besteigt die Kuh im Herbst. Die Jungen kommen dann zur Welt, wenn ausreichend Wärme und Nahrung zur Verfügung stehen. Nur so gelingt die erfolgreiche Aufzucht vieler Nachkommen. In weniger guten Zeiten fallen Männchen wie Weibchen in einen sexuellen Dornröschenschlaf. Ihr Interesse aneinander erlischt, wenn die Lebensumstände nicht gut sind.

Wir nehmen dieses tierische Verhalten als naturgegeben hin. Daß auch wir in unserem Sexualleben einen saisonalen Rhythmus haben könnten, kommt uns kaum in den Sinn. Zu sehr haben wir die Umwelt unseren Bedürfnissen angepaßt: Die Wohnungen sind warm, die Kleidung ist wetterfest, und die Nahrungsvorräte reichen über das ganze Jahr.

Zwillinge entstehen bei Schönwetter

Fruchtbarkeit und auch Sexualverhalten ändern sich bei uns tatsächlich mit der Jahreszeit. Die Unterschiede zu Schafen und Hamstern sind gar nicht so groß. Allerdings haben wir weitgehend verlernt, auf die Signale zu hören. Kulturelle Sitten und Gewohnheiten überdecken und verfremden das natürliche Verhalten. Deshalb sind die Unterschiede zwischen Sommer und Winter, Frühling und Herbst nur minimal. Aber sie lassen sich nicht leugnen.

> Ein Beweis ist der Babyboom: Die meisten Kinder kommen im Frühling und Anfang Sommer zur Welt. Neun Monate zurückgerechnet, heißt das: Mehr Sonne führt zu mehr und erfolgreicherem Sex. Trotz Pille und Kondom zeugen wir zwischen Spätsommer und Herbst mehr Kinder als im übrigen Jahr. Die Samen sind fit, das Ei ist empfangsbereit, Mann und Frau sind aktiv und tatendurstig.

Wenn Sonne und lange Tage die Fruchtbarkeit steigern, darf man auch mehr Zwillinge erwarten. Ob das so stimmt, überprüften amerikanische Wissenschaftler aus Seattle. Sechs Jahre lang registrierten sie die Mehrlingsgeburten im US-Staat Washington, zogen neun Monate Schwangerschaft ab und verglichen den Zeitpunkt der wahrscheinlichen Empfängnis mit den Wetterdaten. Sie fanden eine Übereinstimmung: In den Schönwetterperioden wurden mehr zweieiige Zwillinge gezeugt. Zweieiige Paare entstehen immer dann, wenn bei der Frau gleichzeitig zwei Eier heranreifen. Die Frau ist also doppelt fruchtbar. In jedes dieser beiden Eier dringt ein anderer Samen ein. Deshalb sind diese Zwillinge auch so unterschiedlich wie ganz normale Geschwister. Ihre einzigen Gemeinsamkeiten sind die Eltern und ihr Geburtstag.

Im Norden Finnlands, dort wo die Sommer nur acht Wochen dauern, steigt die Empfängnisrate auffallend parallel mit dem zunehmenden Tageslicht. Finnen und Finninnen zeugen im Juli 50 Prozent mehr Zwillinge als im Januar. Tappen sie den Rest des Jahres ziellos im Dunkeln umher, oder legt der Frost die sexuellen Triebe auf Eis? Sicher nicht. Es ist eher so, daß das Tageslicht die nächtliche Melatoninproduktion zurückdrängt. Weniger Melatonin wiederum steigert die Fruchtbarkeit, genau wie bei Schafen und Hamstern. Die meisten Frauen im gebärfähigen Alter bekommen regelmäßig ihre Periode. Aber nicht immer reift ein Ei heran. Einige von ihnen haben nur im Frühling oder im Spätherbst einen Eisprung, nur selten dagegen im Winter oder im Sommer. Auch hier zeigt sich wieder der saisonale Rhythmus.

Auch beim Mann schwankt die Männlichkeit. Die Menge des Macho-Hormons Testosteron erreicht im Herbst ihren Gipfel. Der Hoden produziert mehr Samen und schafft eine bessere Qualität. Rund 65 Millionen Samenfäden kommen dann in einen Milliliter Samenerguß, die meisten topfit. Zwischen Januar und April fallen die Männer in ein Hormonloch. Wenn die Sonne am tiefsten steht, reicht es gerade für rund 40 Millionen Samenfäden.

Melatonin steuert die Fruchtbarkeit

Es ist wie bei der Pubertät: Genaues weiß man nicht, doch viele Indizien sprechen dafür, daß Melatonin die sexuelle Aktivität und Fruchtbarkeit steuert. Bei Säugetierweibchen löst eine geringe Melatoninkonzentration den Eisprung aus. Auch der menschliche Melatoninspiegel schwankt während eines Menstruationszyklus. Er steigt auf hohe Werte vor und während der Tage – und fällt ab auf niedrige Werte in der Zeit rund um den Eisprung. Frauen, deren monatliche Blutung ausbleibt, erreichen deutlich höhere Melatoninkonzentrationen in der Nacht als gesunde Frauen.

Viel Melatonin macht unfruchtbar. Säugetierweibchen schrumpfen die Eierstöcke, beim Männchen legt Melatonin die Hoden lahm und unterdrückt die Samenreifung. Die Vorgänge lassen sich rückgängig machen. Wenn die Frühlingssonne die Melatoninproduktion hemmt, wachsen die Hoden wieder, auch die Menge des Sexualhormons Testosteron im Blut steigt. Melatonin könnte auf vielen Ebenen die Fruchtbarkeit steuern. Etwa indem es direkt beim obersten Chef, dem Hypothalamus, anklopft. Oder es geht gleich an Ort und Stelle, nämlich zu den Eierstöcken oder Hoden. Vielleicht arbeitet Melatonin auch mit den Geschlechtshormonen zusammen. Zahlreiche Varianten sind denkbar, wie es genau funktioniert, weiß man allerdings nicht.

Kommt die Melatoninpille?

Warum sollte, was im Tierreich erfolgreich klappt, nicht auch beim Menschen funktionieren? Es gibt neuerdings eine Verhütungspille aus Melatonin. B-Oval, so ihr Name, wird derzeit an mehreren Universitätskliniken in Holland und in Großbritannien an einigen tausend Frauen erprobt. Ihr Erfinder, Dr. Michael Cohen, glaubt, daß unsere Vorfahren in der Steinzeit – so wie die meisten Säugetierarten

heute noch – nur in ganz bestimmten Jahreszeiten fruchtbar waren. Bewirkt hat das nach seiner Ansicht das Melatonin. In einer genügend hohen Dosis verhindert Melatonin den Eisprung. B-Oval enthält 75 Milligramm Melatonin und geringe Mengen des Hormons Norethisteron. Bisher scheint die neue Pille verläßlich zu verhüten.

Die herkömmlichen östrogenhaltigen Anti-Baby-Pillen
täuschen dem Körper eine Schwangerschaft vor. Anders
Melatonin: Es stellt die Eierstöcke ruhig. In ihnen reifen
keine Eier mehr heran, sie bilden weniger Östrogene. Die
Melatoninpille enthält, im Gegensatz zur »normalen«
Pille, keine Östrogene. Damit entfallen viele der gefürch-
teten Nebenwirkungen: Künstliche Östrogene können den
Blutdruck erhöhen und die Gerinnungseigenschaften des
Blutes verändern. Es wird dickflüssiger und bildet leichter
Blutgerinnsel, die Thrombosen. Andererseits schützen
Östrogene Herz und Knochen.

Werden nun die Östrogene der herkömmlichen Pille
durch das Melatonin der Melatoninpille ersetzt, kann es
jedoch andere Nebenwirkungen geben, über die man
noch nichts weiß. Dann hat der Körper nämlich mit
einem Mangel an Östrogen umzugehen. Niemand kann
abschätzen, wie sich das bei jungen Frauen langfristig
auswirkt. Experten diskutieren auch, ob das Melatonin
bei der Frau langfristig nicht die Eierstöcke schrumpfen
läßt und den Sexualtrieb unterdrückt – die Frau also in
einen sexuellen Dornröschenschlaf schickt. Das bewirken hohe Melatonindosen nämlich bei den Tieren.

Selbst hartnäckige Kritiker der Melatoninpille sind jedoch von der Wirkung überzeugt: Weil Melatonin schläfrig macht, spotten sie, pennt die Frau so schnell ein, daß das Risiko einer ungewollten Schwangerschaft ohnehin ausgeschlossen ist.

Zum Vergleich: In den USA enthalten Melatonintabletten, die als Schlafmittel gehandelt werden, drei Milligramm des Hormons.

Noch eine Frage stellt sich der modernen Frau: Melatonin hemmt beim Mann die Samenbildung. Beim Hamster klappt das hervorragend und läßt sich beliebig rückgängig machen. Wäre Melatonin da nicht die ideale Pille für den Mann?

Belebt das Schlafmittel Melatonin den Sex?

Zwei der führenden Melatoninforscher, der Italiener Walter Pierpaoli und der Amerikaner William Regelson, sind überzeugt: Melatonin stimuliert den Sex. Also Leute, schluckt das Hormon, und ihr entschwebt in sexuelle Höhen, von denen ihr nie zu träumen wagtet.

Wie das? Melatonin lähmt doch den Trieb, nachgewiesen bei Hamstern. Zuviel Melatonin macht unfruchtbar und depressiv. Und dann soll Melatonin helfen, Leben ins Bett zu bringen?

Da paßt doch etwas nicht zusammen: Wenn der Mann besonders wenig Melatonin im Blut hat, dann wird er aktiv. Etwa im Herbst, da hat der Melatoninspiegel sein Jahrestief, die Testosteronproduktion läuft aber auf Hochtouren. Und plötzlich hilft das Hormon bei Problemen im Bett?

Es ist, wie die Juristen zu sagen pflegen, wenn sie nicht mehr weiterwissen, es ist eine Frage der Interpretation. Wir alle haben sexuelle Träume – frühmorgens, wenn die Sexualhormone Testosteron und Östrogen durch unser Blut strömen und für sexuelle Erregung sorgen. Dazu fließen auch noch die Fitmacherhormone Kortisol und Adrenalin durchs Blut und leisten ganze Arbeit: Sie stimulieren.

Wenn wir dann neben einem nicht unattraktiven Partner aufwachen, siegt die Lust über Mundgeruch und Aufstehzwang. Wir sind ausgeruht, fit und heiß.

> Was hat das alles mit Melatonin zu tun? Nichts. Melatonin macht keine Lust. Doch es macht etwas anders: Melatonin am Abend schläfert ein. Es sorgt dafür, daß wir tief schlafen und am nächsten Morgen ausgeruht aufwachen. Zu den Phantasien regen die Sexualhormone an. Melatonin wirkt, indem es uns schlafen läßt, daß wir wieder aufwachen können.

Bei Mäusen bewirkt Melatonin aber doch etwas: Die Nager behalten ihren hohen Testosteronspiegel im Alter bei, wenn man sie mit Melatonin füttert. Ohne das Melatonin nimmt die Menge des Testosterons im Alter rapide ab – auch beim Menschen.

Mit 60 Jahren hat ein Mann so wenig Hormon im Blut wie vor seiner Pubertät. Allerdings reichen die geringen Mengen aus, um den Bart wachsen zu lassen und noch Kinder zu zeugen.

Krankheit, Alter – und die Schuld der freien Radikale

Wir Menschen schaffen es, 30 Tage ohne Nahrung und drei Tage ohne Wasser zu überleben. Bleibt uns die Luft weg, dann ersticken wir nach drei Minuten. Ohne Sauerstoff gibt es, von wenigen Ausnahmen abgesehen, auf der Erde kein Leben. Sauerstoff schafft Lebensfreude: Frische Luft macht unternehmungslustig, bringt gute Laune und besseres Aussehen. Stubenhocker leiden eher unter hausgemachten Gesundheitsproblemen und -problemchen als Frischluftanhänger. Büromief, Verkehrsgestank und eine falsche, weil zu schnelle und oberflächliche Atmung machen langfristig krank.

Sauerstoff ist aber auch Gift. Bei jeder chemischen Reaktion mit Sauerstoff entstehen freie Radikale. Das sind aggressive, zerstörerische, kleinste Teilchen. Diese Giftzwerge attackieren alles, was sie erreichen können. Kampflustig wüten sie durch Blut und Körperzellen und vernichten, was ihnen in den Weg kommt. Freie Radikale machen uns krank und alt. Das Gemeine dabei ist: Je mehr Sauerstoff wir tanken, desto mehr freie Radikale entstehen. Ein Teufelskreislauf? Nein, nicht so lange ausreichende Mengen Melatonin durch unseren Körper strömen. Melatonin ist ein hochwirksamer Radikalefänger, vielleicht sogar der effektivste, den die Wissenschaft kennt. Tierversuche beweisen, daß Melatonin die chemischen Amokläufer in einem nie zuvor gekannten Ausmaß beseitigt.

Allein schon durch das Atmen entstehen jeden Tag in jeder Zelle eine Billion freie Radikale, das sind eine Million Millionen. Freie Radikale bilden sich, wenn wir unser

Essen verdauen, große und kleine Wunden verheilen, die Abwehrzellen fremde Eindringlinge bekämpfen, die Muskeln arbeiten und sogar, wenn die Hirnzellen denken. Immer dann, wenn der Körper Sauerstoff umsetzt, werden bei den biochemischen Reaktionen freie Radikale abgetrennt und verselbständigen sich.

Das funktioniert so: Ein Sauerstoffmolekül setzt sich aus Atomen zusammen, deren Elektronen miteinander verbunden sind. Jedes Elektron hat einen Partner, deshalb ist die Verbindung chemisch relativ stabil. Wenn der Sauerstoff nun mit einer anderen Substanz reagiert, zum Beispiel mit Fett, dann bricht die Bindung der beiden Atome auseinander. Das eine Sauerstoffatom lagert sich mit seinem Elektron an das Fettmolekül an, die Butter wird ranzig. Das andere Atom bleibt mit einem einsamen Elektron übrig und muß sich einen anderen Bindungspartner suchen – es ist zum freien Radikal geworden. Auf der Partnersuche zerreißt es andere Moleküle, die jetzt auch zum Radikal werden. Es ist eine Kettenreaktion, die so lange läuft, bis der Aggressor an einen Radikalefänger gerät. Der holt sich die Teilchen und beendet ihr wüstes Treiben.

Die meisten dieser chemischen Amokläufer können wir nicht verhindern. Es liegt aber an uns, wieviel Öl wir zusätzlich in das Feuer gießen. Essen müssen wir. Eine allzu üppige Mahlzeit belastet allerdings mehr als nötig. Der verschmutzten Luft sind wir nahezu wehrlos ausgesetzt, Zigarettenrauch nicht.

Bewegung tut not. Wochenend-Athleten, die sich samstags an anstrengenden Sportarten versuchen, überschwemmen jedoch ihren Körper mit freien Radikalen. Wenn Sie nicht regelmäßig joggen, dann lassen Sie sich auch nicht ausnahmsweise dazu überreden. Sie schaden sich mehr, als es nützt. Fahren Sie lieber eine Runde mit dem Fahrrad. Dabei verausgaben Sie sich nicht so sehr, brauchen weniger Sauerstoff und bilden nicht ganz so viele freie Radikale.

Radikale machen alt – 10 000mal am Tag

Die aggressiven Sauerstoffteilchen greifen die Körperzellen, vor allem die Zellmembran an. Diese schützt das Zellinnere und den Zellkern, der die Erbsubstanz DNA beherbergt. Außerdem kontrolliert die Membran den Transport von Stoffen in die Zelle hinein und aus ihr heraus. Weil die Membran weitgehend aus Fettmolekülen aufgebaut ist, haben die freien Radikale leichtes Spiel. Fett und Sauerstoff verbinden sich gerne, Butter wird schnell ranzig. Chemiker nennen diesen Vorgang Oxidation. Oxidation ist der größte Feind der Zellen und Organe. Denn ist erst die Zellmembran kaputt, dann zerstören die freien Radikale die Erbsubstanz DNA.

Rund 10 000 Angriffe muß eine einzige Zelle am Tag abwehren. Das gelingt ihr nicht immer. Je älter wir werden, um so erfolgloser ist ihr Widerstand. Forscher

> zählen freie Radikale deshalb zu den Hauptschuldigen
> zahlreicher Gesundheitsschäden und Veränderungen,
> die alt machen. Mindestens 60 Krankheiten gehen auf
> das Konto der Aggressoren. Dazu gehören Krebs, Alz-
> heimer- und Parkinsonkrankheit. Außerdem fördern sie
> die Ablagerung von Cholesterin in den Arterien und
> damit Arteriosklerose, Herzinfarkt und Schlaganfall.

Ohne Schutz könnte die Zelle den Attacken nicht lange
standhalten. Wir würden langsam ranzig wie ein Berg
Butter. Zum Glück gibt es Enzyme – körpereigene
Eiweiße, an denen die Stoffwechselreaktionen ablaufen.
Einige Enzyme zerlegen die Radikale in harmlose Bau-
steine. Andere schneiden beschädigte DNA-Stücke heraus
und flicken neue hinein.

Mit der Nahrung nehmen wir sogenannte antioxidative
Vitamine zu uns. Das sind Vitamine, die freie Radikale
abfangen und stillegen. Das fettlösliche Vitamin E und
Beta-Carotin, die Vorstufe des Vitamin A, schützen die
Zellmembran. Ein einziges Vitamin-E-Molekül schirmt
etwa 1000 Glieder in der Zellmembran ab. Vitamin C jagt
im wäßrigen Zellinnern nach den aggressiven Teilchen
und stärkt die Immunabwehr.

Vitamin E kommt vor in hochwertigen Pflanzenölen,
frisch gekeimtem Getreide und Vollkornprodukten.
Gemüse und Früchte mit kräftigen Farben enthalten Beta-
Carotin, beispielsweise Paprika, Karotten, Spinat, Brok-
koli, Grünkohl, Aprikosen. Am wertvollsten ist Karotten-
saft. Aus ihm verwertet der Körper erheblich mehr Beta-

Carotin als bei rohem Gemüse. Denn der Wirkstoff befindet sich in den Zellwänden, die wir unzerkleinert nicht verdauen können.

> Nach dem, was die Wissenschaftler zur Zeit wissen, beseitigt Melatonin äußerst wirkungsvoll die freien Radikale. Melatonin dringt leicht in jede Zelle, schützt die Zellmembran, das Zellinnere und die DNA. Melatonin wandert sogar ins Gehirn, das für die meisten Substanzen hermetisch abgeriegelt ist.

Möglicherweise bestand die ursprüngliche Aufgabe des Melatonins darin, das Leben vor den schädlichen Wirkungen des Sauerstoffs zu schützen. Denn es taucht schon sehr früh in der Entwicklungsgeschichte auf. Man findet es in fast allen Lebewesen, von den Bakterien aufwärts bis zum Menschen. Die anderen Funktionen des Hormons hätten sich nach dieser Theorie erst später herausgebildet.

Verblüffende Ergebnisse

Bei der Erforschung der radikalefressenden Eigenschaften hat sich besonders der amerikanische Wissenschaftler Russel J. Reiter, ein Zellbiologe an der Universität von Texas, hervorgetan. Seine Tierversuche belegen: Melatonin kann das Gewebe vor einer Vielzahl von Angriffen schützen, indem es freie Radikale beseitigt. Nach Reiter ist Melatonin der potenteste Radikalefresser, den man

kennt. Es bewahrt die Zelle vor krebserregenden Substanzen, giftigen Chemikalien und radioaktiver Strahlung;
immer dann, wenn das Gift durch die Bildung freier Radikale wirkt, wie folgende Beispiele belegen.

- Safrol kommt in ätherischen Ölen vor und verursacht in
  den Leberzellen schwere Schäden an der Erbsubstanz
  DNA. Gibt man Ratten Safrol, dann sterben sie bald an
  Leberkrebs. Russel Reiter und seine Mitarbeiter inji-
  zierten ihren Ratten Safrol und verschiedene Mengen
  Melatonin. Einen Tag später zählten sie die Schäden an
  der DNA in der Leber. Ihr Ergebnis: Je mehr Melatonin
  die Ratten bekamen, desto weniger bewirkte das Gift.
  Schon eine kleine Dosis Melatonin reduzierte die Zahl
  der DNA-Schäden um 40 Prozent. Hohe Melatoninkonzentrationen schützen zu 99 Prozent vor der Zer-
  störungskraft des Safrols. Melatoninspiegel, wie sie
  natürlich vorkommen, verhinderten eine ganz bestimmte Form an DNA-Schaden.
- Das Unkrautvernichtungsmittel Paraquat reichert sich
  in der Lunge an und bildet freie Radikale. Durch deren
  Wirkung vernarbt das zarte Lungengewebe, Tier und
  Mensch ersticken. Auch hier spritzte Reiter den Ratten
  das Gift einmal solo und einmal mit Melatonin. Die
  Melatoningabe wiederholten die Forscher mehrmals.
  Schon am nächsten Tag traten in der Lunge der unge-
  schützten Tiere starke Schäden auf. Wieviel Gewebe
  betroffen war, hing von der Giftmenge ab. Die Melatonintiere blieben gesund. Auch hier schützt Melatonin

die Ratten vor den verheerenden Wirkungen des Pflanzengifts.

- In neueren Studien wies Reiters Team nach, daß Melatonin die Todesrate von radioaktiv bestrahlten Ratten halbieren kann. Das heißt, jeder zweite Nager überlebt dank Melatonin eine normalerweise tödliche Strahlendosis.

- Bei grauem Star, wenn die Augenlinse trüb wird, nimmt der Betroffene allenfalls Hell-Dunkel-Unterschiede wahr. Die Krankheit kann viele Ursachen haben. Ältere Menschen leiden häufig unter Altersstar. Bei ihnen zerstörten freie Radikale die Struktur der Linse, eine Folge der langjährigen UV-Strahlung unserer Sonne. Ein Mitarbeiter von Russel Reiter verabreichte neugeborenen Rattenjungen eine Substanz, die grauen Star auslöst. Die Hälfte der Nager bekam zusätzlich Melatonin. Alle, die ohne Melatonin auskommen mußten, schauten 16 Tage später nur trübe in ihre Laborwelt. Sie hatten den grauen Star. Die allermeisten Melatonintiere sahen dagegen klar. Nur sechs Prozent von ihnen litten unter einer getrübten Augenlinse. Auch hier arbeitete Melatonin erfolgreich.

Die Versuche der Forschergruppe sind wissenschaftlich einwandfrei, die Zusammenhänge klar, die Beweise stichhaltig. Melatonin fängt die giftigen Wirkungen der freien Radikale ab. Das Hormon schützt vor hochgiftigen, zum Teil tödlichen Substanzen. Es macht sie unwirksam oder vermindert zumindest die Schäden.

Rettendes Melatonin?

Russel Reiter haben die Ergebnisse seiner Forschergruppe überzeugt. Er zog seine individuellen Konsequenzen und schluckt seither Abend für Abend ein Milligramm Melatonin. Seine Begründung: »Ich möchte so spät wie möglich jugendlich sterben und glaube, daß dieses Hormon mir dazu verhilft.«

Kritiker zweifeln allerdings, ob derartige Melatonintabletten uns Menschen beim Kampf gegen freie Radikale helfen. Die Wirkung ist bisher nur bei Versuchen mit Ratten nachgewiesen. Experimente am Menschen verbieten sich. Außerdem half Melatonin erst in einer Konzentration, die weit über dem normalen Hormonspiegel im Blut liegt.

Vielleicht werden wir in der Zukunft Melatonin einnehmen, wenn wir einer starken Belastung durch freie Radikale ausgesetzt sind. Etwa bei schweren Verletzungen, vor Röntgenuntersuchungen oder Operationen, nach Störfällen in der Chemieindustrie oder gar einer Reaktorkatastrophe. Vielleicht wird auch das stetig wachsende Ozonloch einmal soviel UV-Licht durchlassen, daß zusätzliche Melatoningaben angebracht scheinen. Bis es soweit ist, bedarf es allerdings noch sehr viel Grundlagenforschung. Erst danach folgen klinische Studien. Und irgendwann wissen wir es genau. Davor erscheint es den meisten Kritikern gewagt, nur auf Verdacht ein hochwirksames Medikament einzunehmen. (Vgl. Sie hierzu auch die Kapitel »Melatonin und das Altern« auf Seite 157 und »Melatonin als Medikament«, Seite 187.)

Bewahrt Melatonin vor dem Herzinfarkt?

Morgens, kurz bevor wir aufstehen, steigt der Blutdruck. Zur Frühstückszeit bildet das Blut leichter kleine Klümpchen. Es fließt zäher als den Rest des Tages. Gleichzeitig sind die Arterien noch steif, sie können sich nicht so gut dem veränderten Blutdruck anpassen. Die Folge: Das Herz wird schlechter mit Sauerstoff versorgt. Nie ist die Gefahr größer als jetzt, einen Herzinfarkt zu erleiden. Auch leichtere Herzschmerzen treten morgens häufiger auf.

Einige Forscher meinen, Blutdruck und Herzschwäche seien mit Melatonin gekoppelt. Nachts, wenn die Melatoninmenge im Körper ihren Gipfel erreicht, fallen Blutdruck und Herzschlag auf ihre niedrigsten Werte. Andererseits leiden viele ältere Menschen unter zu hohem Blutdruck. Er steigt an, wenn die körpereigene Melatoninproduktion nachläßt.

Daraus kann man schließen: Melatonin steuert den Blutdruck und ist damit verantwortlich für Herzschwäche und Herzinfarkt. Hohe Melatoninwerte senken das Risiko, Melatoninmangel erhöht es. Ebensogut könnte man allerdings behaupten, der Klapperstorch bringe die Babys. Die Statistik bestätigt das einwandfrei: Zeitgleich mit dem Rückgang der Störche sank die Geburtenrate. Es gibt weniger Störche und auch weniger Neugeborene. Also muß der Storch die Kinder bringen. Sie sehen, wie leicht man zwei Punkte zusammenbringen kann, die vielleicht doch nicht zusammengehören. Was spricht also tatsächlich dafür, daß Melatonin eventuell Herz- und Kreislauferkrankungen vorbeugt?

Menschen mit einem gesunden Herzen erzeugen bis zu fünfmal mehr Melatonin als solche, die an einer Herzkrankheit leiden. Eine Forschergruppe in Österreich hat die Melatoninspiegel im Blut von Patienten, die unter koronarer Herzkrankheit litten, mit den Werten gesunder Menschen verglichen. Die Koronararterien (lat. *cor* = Herz), auf deutsch Herzkranzgefäße, versorgen den Herzmuskel mit sauerstoffreichem Blut. Bei einer koronaren Herzkrankheit gelingt das nur unzureichend, weil die Gefäße durch Ablagerungen verengt sind. Der Herzmuskel leidet unter Sauerstoffmangel und ist chronisch unterernährt – er kann nicht mehr seine ganze Leistung bringen. Den Patienten droht der Herzinfarkt. Die Ärzte ermittelten die Melatoninwerte ihrer Versuchspersonen nachts um zwei Uhr, nämlich dann, wenn das Hormon in seinen höchsten Konzentrationen durch den Körper fließt. Bei den Herzkranken fanden sie nur ein Fünftel des normalen Melatoninspiegels.

Zu einer Verengung der Herzkranzgefäße kommt es fast immer, wenn zuviel Cholesterin im Blut kreist. Cholesterin ist wichtiger Bauteil für die Zellmembran und Grundstoff für einige Hormone, Vitamin D und der Gallensäuren. Wenn aber zu viele dieser Fettpartikelchen im Blut schwimmen, lagern sie sich an den Arterienwänden an. Es kommt zur Arterienverkalkung oder Arteriosklerose – die Blutgefäße werden hart, dick, steif und verstopfen. Arteriosklerose ist die Hauptursache für Herzinfarkt und Schlaganfall.

Melatonin greift in den Cholesterinhaushalt ein. Zum

einen verringert es die körpereigene Produktion des Cholesterins, zum anderen verhindert es, daß es sich in den Arterien ablagert. Wenn man jungen Mäusen die Zirbeldrüse herausoperiert und damit die Melatoninproduktion unterbindet, leiden die Nager im Erwachsenenalter unter zu hohen Cholesterinwerten. Ihr Blut enthält 30 Prozent mehr der gefährlichen Fetteilchen als das Blut von Mäusen mit intakter Zirbeldrüse.

Freie Radikale fördern die Ablagerung von Cholesterinpartikeln an den Arterienwänden. Weil Melatonin das schädliche Treiben der Radikale unterbindet, verringert es zugleich das Risiko einer Arterienverkalkung. Kölner Wissenschaftler untersuchten kürzlich den Zusammenhang zwischen Melatonin und Cholesterin an menschlichen Leukozyten, den weißen Blutkörperchen. Sie kultivierten die Zellen in einer Nährflüssigkeit und gaben unterschiedliche Mengen Melatonin hinzu. Dann maßen sie, wieviel Cholesterin die Leukozyten gebildet hatten, und zählten, zu wie vielen Klümpchen sich das Cholesterin zusammenballte. Die Forscher stellten fest: Die Cholesterinmenge und die Zahl der Klümpchen nahmen ab, je mehr Melatonin in der Nährflüssigkeit war. Eine Melatoninkonzentration von 100 Mikrogramm verringerte die Cholesterinmenge um fast 40 Prozent.

Vieles spricht also dafür: Melatonin beugt Herz- und Kreislauferkrankungen vor. Indem es in den Cholesterinhaushalt eingreift, schützt Melatonin vor Arterienverkalkung, Herzschwäche, Herzinfarkt und Schlaganfall. Kranke Herzen gehen einher mit verringertem Melatoninspiegel. Möglicherweise hilft Melatonin auch bei erhöhtem Blutdruck. Amerikanische Patienten berichten, daß sich ihr Zustand normalisierte, wenn sie regelmäßig Melatonintabletten einnahmen. Allerdings liegen hierzu noch keine wissenschaftliche Beweise vor.

Melatonin stärkt das Immunsystem

Wir sehen es nicht, wir spüren es nicht. Und doch könnten wir nicht einen Tag überleben ohne unser Immunsystem: Es schützt den Körper vor feindlichen Angriffen. Unzählige Abwehrzellen – die weißen Blutkörperchen – patrouillieren durch Blut und Lymphe, spüren gefährliche Krankheitserreger auf und jagen Krebszellen. Sie haben nur eine Aufgabe: Zerstöre alles, was nicht in den Körper gehört.

Zwei von drei weißen Blutkörperchen sind sogenannte Granulozyten. Sie bilden die erste Abwehrfront gegen Viren, Bakterien und Parasiten. Granulozyten umzingeln den Eindringling und fressen ihn auf. Etwa ein Drittel der weißen Blutkörperchen stellen die Lymphozyten. Ein kleiner Rest sind Monozyten, die in verschiedene Organe und Gewebe wandern, sich zu Makrophagen umwandeln und dort alles Fremde verschlingen, das ihnen in den Weg kommt.

Lymphozyten sind die wichtigsten Träger des spezifischen Abwehrsystems. »Spezifisch« heißt es deshalb, weil jede Zelle gegen einen speziellen Erreger trainiert ist und nur gegen ihn in den Abwehrkampf zieht. Nach der ersten Begegnung mit dem Fremdling erkennen sie diesen immer wieder und wehren ihn sofort ab. Anders die Granulozyten und Makrophagen: Sie unterscheiden nicht, was sie vernichten.

Die Gesamtzahl der Lymphozyten ist sehr groß. Alle zusammen stellen eine Masse wie das Gehirn. Nur ein geringer Teil von ihnen schwimmt im Blut, etwa vier Prozent. Das sind immer noch 2000 bis 4000 Lymphozyten pro Kubikmilliliter Blut. Die meisten anderen verteilen sich in Knochenmark, Thymusdrüse und Lymphknoten.

Man unterscheidet zwei Gruppen Lymphozyten:

- Die T-Lymphozyten lernen in der Thymusdrüse – daher das T – »eigen« von »fremd« zu unterscheiden. Es gibt Millionen verschiedene Arten T-Lymphozyten. Jede lauert nur auf einen ganz bestimmten Krankheitserreger.
- B-Lymphozyten produzieren im Alarmfall riesige Mengen Antikörper, die sich an den fremden Eindringling heften, ihn markieren und damit zur Vernichtung freigeben.

Die Abwehrzellen werden hellwach

Melatonin stimuliert die Abwehrzellen. Es macht Monozyten und Makrophagen noch hungriger auf fremde Eindringlinge und erhöht die Anzahl der T-Lymphozyten. Man unterscheidet mehrere Klassen an T-Lymphozyten, darunter T-Helferzellen und Natürliche Killerzellen. T-Helferzellen rufen andere Immunzellen zur Hilfe und aktivieren diese. Sie besetzen damit eine Schlüsselposition in der Abwehr.

Nebenbei: Das Aids-Virus ist deshalb so gefährlich, weil es genau diese T-Helferzellen – die Antreiber – lahmlegt. Dadurch bricht das System zusammen. Melatonin wirkt auf die T-Lymphozyten stark anregend. Sie teilen sich schneller und reagieren flotter, wenn Melatonin im Blut fließt. Das Schlafmittel Melatonin macht die Abwehrzellen hellwach.

Natürliche Killerzellen töten eine ganze Palette virusinfizierter Zellen und Tumoren ab. Bei einem Versuch schluckten Studenten jeden Abend eine Tablette mit zwei Milligramm Melatonin. Nach zwei Monaten hatte sich die Zahl ihrer Natürlichen Killerzellen in ihrem Körpern mehr als verdoppelt. Italienischen Wissenschaftlern gelang es, mit Melatonin die Abwehrkräfte von Krebspatienten zu stärken. Viele Tumoren wuchsen daraufhin tatsächlich langsamer.

Weil Melatonin das Abwehrsystem auf Hochtouren bringt, hoffen manche Ärzte, daß es auch Aids-Patienten helfen könnte.

Melatonin schützt vor Virusinfektionen

Sie kennen das bestimmt: Wenn Ihnen alles über den Kopf wächst, der Streß überhand nimmt, dann fangen Sie sich garantiert eine Erkältung ein und schniefen dazu noch länger als üblich. Streß macht krank, denn er schwächt die Abwehr. Schuld ist das – eigentlich fitmachende – Hormon Kortisol. Es verringert die Zahl der Lymphozyten im Blut und lähmt die Aktivität der Immunzellen. Umgekehrt: Wenn in der Nacht die Konzentration des Kortisols in den Keller fällt, patrouillieren mehr als doppelt so viele Abwehrzellen im Blut als tagsüber. Melatonin wirkt, zumindest bei Mäusen, den üblen Nebenwirkungen des Kortisols entgegen. Massiv gestreßte Mäuse sterben an einer starken, normalerweise aber nicht tödlich wirkenden Virusinfektion eher als ausgeglichene, zufriedene Nager.

Gibt man ihnen aber gleichzeitig Melatonin, dann überstehen sehr viel mehr Tiere die Doppelbelastung durch Infektion und Streß.

Gegen Streß können wir uns mehr oder weniger zur Wehr setzen, zumindest aber die Folgen durch Ruhepausen und Entspannung in Grenzen halten. Den Angriffen vieler Viren und anderer Krankheitserreger sind wir dagegen ausgeliefert.

In den letzten zehn, zwanzig Jahren stieg die Bedrohung durch Viren- und Pilzinfektionen enorm: Denken Sie an die Erreger von Hepatitis, Aids und Rinderwahnsinn, das Ebola-Virus oder an das – im Vergleich eher harmlose – Chronische Müdigkeitssyndrom. Melatonin könnte möglicherweise zu einer neuen, wirkungsvollen Waffe gegen die Erreger werden. Versuche an Mäusen und anderen Nagern lassen aufhorchen.

Wissenschaftler aus Italien, Israel und der Schweiz fanden heraus, daß Mäuse mit Virusinfektionen besser fertig werden, wenn man ihnen Melatonin verabreicht. Mit Melatonin überleben mehr als doppelt so viele Mäuse eine vom Enzephalitis-Virus hervorgerufene, schwere Gehirninfektion.

Erstaunlich dabei ist: Je älter die Tiere sind, desto wirksamer schützt Melatonin. Als die Forscher junge und alte Mäuse mit dem Enzephalitis-Virus infizierten, hielten ohne Melatonin nur sechs Prozent der Jungmäuse durch. Von den älteren widerstand keines dem Angriff der Viren.

Von den Melatoninmäusen überlebten 39 Prozent der Jungtiere und 56 Prozent (!) der alten Tiere. Melatonin aktiviert demnach nicht nur die Immunabwehr, sondern schützt auch vor Virusinfektionen im Alter.

Lassen Sie es sich gutgehen!

Spaß, Bewegung, gute Laune und gesunder Schlaf halten das Immunsystem auf Trab. Also: Ändern Sie, was Ihnen schadet.

Pflegen Sie Ihre Seele. Was Ihnen gut tut, hilft auch Ihren Abwehrkräften. Wirken Sie dem Streß entgegen, etwa durch gezielte Entspannung. Möglicherweise müssen Sie auch die Anforderungen herunterschrauben, die Sie an sich selbst stellen.

Niemand zwingt Sie auf die nächste Stufe der Karriereleiter. Kein Haushalt muß tadellos sein. Eine ganz und gar perfekte Mutter gibt es nicht, und Ihr Mann kann seine Socken auch selbst aufräumen.

Essen Sie viel frisches Obst und Gemüse. Zwiebelgewächse wie Knoblauch, Zwiebel und Lauch enthalten natürliche Antibiotika. Über 70 Prozent des Immunsystems sitzen in der Darmschleimhaut. Deshalb meinen manche, daß die Vielzahl exotischer Speisen und

Gewürze die Abwehr im Übermaß fordern. Ballaststoffe halten die Abwehr fit. Vermeiden Sie zusätzliche Reize wie Lebensmittelzusatzstoffe, Chemikalien, schlechte Luft. Sie belasten und schwächen die Abwehrzellen.

Melatonin kann bei Krebserkrankungen helfen

Krebs ist in den westlichen Industrieländern nach den Herz-Kreislauf-Krankheiten die zweithäufigste Todesursache, Tendenz steigend. In Deutschland leben zwei Millionen Menschen mit bösartigen Tumoren oder Zellgeschwülsten. Jahr für Jahr kommen etwa 300 000 neue Fälle hinzu. Über 200 000 Erkrankte sterben. Das sind jeden Tag fast 550 Männer und Frauen, Kinder und Alte. Krebs ist die gefürchtetste Krankheit unserer Zeit.

Das Krebsmittel oder *die* -therapie gibt es nicht. Zu unterschiedlich sind die heimtückischen Wucherungen, die überall im Körper auftreten können. Mediziner unterscheiden bis zu 200 verschiedene Krebsarten. Sie haben oft nur eines gemeinsam: das unkontrollierte Wachstum von Körperzellen, die in irgendeiner Form verändert sind.

Kann Melatonin bei Krebserkrankungen helfen? Ja, es kann. Melatonin schützt vor der Entstehung einer bösartigen Geschwulst. Als Radikalefänger bewahrt Melatonin die Erbsubstanz DNA vor den Schäden durch freie Radikale, etwa bei krebserregenden Chemikalien oder bei radioaktiver Strahlung. Indem Melatonin die Immunabwehr stärkt, hilft das Hormon, entartete Körperzellen frühzeitig zu entdecken und zu zerstören. Im Anfangsstadium der Krankheit scheint sich der Körper gegen die Geschwulst zu wehren: Die Zirbeldrüse schüttet mehr Melatonin ins Blut aus. Erst wenn der Tumor zu groß wird, bricht die Produktion zusammen.

Melatonin hilft auch bei der Bekämpfung von bereits ausgebrochenen bösartigen Erkrankungen. Hierzu beschränken sich die Beweise nicht nur auf Mäusestudien.

In vielen Fällen liegen klinische Erfahrungen vor. Vor allem der Arzt Paolo Lissoni und seine Kollegen von der Klinik San Gerardo im italienischen Monza verabreichten ihren Krebspatienten Melatonin – mit überraschenden, vielversprechenden Erfolgen.

Doch bedenken Sie bitte stets: Das alles sind erste Versuche. Nur einige hundert Patienten nahmen daran teil, deren Krankheit bereits ein weit fortgeschrittenes Stadium erreicht hatte. Der Weg von diesen ersten Studien bis zur anerkannten Therapie ist mühsam, lang und voller Steine. Auf keinen Fall ist Melatonin heute schon das Wundermittel gegen jede Art von Krebs, wie es manche Scharlatane vollmundig versprechen.

Melatonin verlangsamt das Tumorwachstum – manchmal

Bei ihren klinischen Studien testeten Dr. Paolo Lissoni und seine Mitarbeiter, ob Melatonin den Krebspatienten helfen könnte. Sie versuchten sich an verschiedenen Arten von Tumoren. Mal gaben sie Melatonin alleine, mal als Ergänzung zur herkömmlichen Krebsbehandlung, mal gekoppelt mit einer Immuntherapie. Hier eine kleine Auswahl der Versuche: So verabreichte Lissoni Patienten mit metastastenbildendem Lungenkrebs jeden Abend eine geringe Menge Melatonin zusätzlich zur normalen Behandlung. Keiner der Patienten wurde geheilt. Aber ihre Krebszellen vermehrten sich deutlich langsamer, der Tumor wuchs weniger schnell als ohne Melatonin.

Einige Tumorarten bilden Tochtergeschwulste im Gehirn. Lissonis Patienten mit derartigen Metastasen überlebten mit Melatonin länger als solche Patienten, die keine zusätzlichen Hormone einnahmen. Noch ein Jahr später hatte sich der Zustand der Melatoninpatienten zumindest nicht verschlechtert. Sie litten auch weit weniger unter Komplikationen und Infektionen als die Vergleichsgruppe. Ein Vorteil des Melatonins ist sicherlich, daß es bis ins Gehirn vordringt – eine Körperregion, die für die meisten Substanzen absolut unzugänglich ist. Melatonin verlängerte die Überlebenszeit der Patienten, die Hirnmetastasen haben, und verbesserte ihre Lebensqualität.

Die Zellen des Immunsystems verständigen sich untereinander durch chemische Substanzen. T-Lymphozyten produzieren etwa die Substanz Interleukin-2 und geben sie ins Blut ab. Andere Immunzellen verstehen die Botschaft des Interleukin-2 und reagieren auf ganz bestimmte Weise. Abwehrzellen teilen und vermehren sich, Killerzellen werden aggressiv gegen Tumorzellen. Krebsspezialisten setzten Anfang der 80er Jahre große Hoffnung auf eine Therapie mit Interleukin-2. Eine gestärkte Abwehr könnte die Geschwulst bekämpfen. Bei bestimmten Tumoren führte die Behandlung tatsächlich in 20 bis 30 Prozent der Fälle zu einer vollständigen oder zumindest teilweisen Rückbildung des Tumors oder der Metastasen. Allerdings litten die Patienten erheblich unter den Nebenwirkungen der Immuntherapie: Fieber, Schüttelfrost, Abgeschlagenheit, Hautrötung, beschleunigter Herzschlag und Flüssigkeitseinlagerung mit Gewichtszunahme. Deswegen gilt die Krebsbekämpfung mit Interleukin-2 heute noch als weitgehend experimentell. Nur erfahrene Spezialisten wagen sich daran. Man versucht jetzt, Interleukin-2 mit anderen Substanzen zu kombinieren, um so dessen Wirkung zu verstärken und die furchtbaren Nebenwirkungen zu verringern.

Lissoni kombinierte Interleukin-2 mit Melatonin. Es gelang ihm tatsächlich, mit weit weniger Interleukin-2 auszukommen – und zwar ohne dadurch die Heilungschancen der Patienten zu vermindern. Weil bereits ein Teil der gewöhnlichen Interleukin-2-Dosis ausreichte, um die Abwehrkräfte zu stärken, litten die Patienten weniger unter den Nebenwirkungen des Medikaments. Lissoni behandelte 14 Patienten, deren Krebs während einer Interleukin-2-Therapie weiter wucherte, die Substanz war wirkungslos geblieben.

Sechs der Patienten litten unter Lungenkrebs, vier unter Nierenkrebs, zwei weitere hatten Magentumoren und je einer Leberkrebs und Hautkrebs. Sie alle erhielten sechs Wochen lang eine vergleichsweise geringe Dosis Interleukin-2 und zusätzlich jeden Tag 40 Milligramm Melatonin.

Bei drei der so Behandelten bildete sich der Tumor teilweise zurück, bei sechs Patienten stabilisierte sich der Zustand. Nur bei fünf Krebskranken wuchs der Tumor mit gleicher Geschwindigkeit weiter.

Lissonis vorläufige Studie zeigt: Fortgeschrittene Tumoren, die nicht auf Interleukin-2 ansprechen, können mit Hilfe von Melatonin erfolgreich auf die Immuntherapie reagieren. Melatonin steigert die Wirkung des Interleukin-2, entweder indem es die Abwehr stärkt oder aber die Krebszellen empfindlicher macht, so daß sie sich leichter zerstören lassen.

Lissonis veröffentlichte Berichte über die kombinierte Behandlung mit Interleukin-2 und Melatonin lesen sich wie eine Erfolgsbilanz: Fortgeschrittener Darmkrebs mit Metastasen – nach einem Jahr lebten noch dreimal soviel Patienten als ohne diese Therapie. Leberkrebs, ebenfalls fortgeschrittenes Stadium mit Tochtergeschwüren – von 14 Patienten bildete sich bei einem der Tumor vollständig zurück, bei vier weiteren zumindest teilweise. Der Tumor hielt still bei sechs Patienten, ihr Zustand stabilisierte sich, und nur bei drei wucherte die Geschwulst weiter. In einem größer angelegten Versuch teilte Lissoni 80 Patienten mit fortgeschrittenen oder metastasenbildenden Tumoren in zwei Gruppen. Die einen wurden nur mit Interleukin-2 behandelt, die andere Gruppe erhielt zusätzlich Melatonin. Von der Melatonin-Gruppe lebten nach einem Jahr noch dreimal mehr Patienten als in der Kontrollgruppe. Bei elf Patienten bildete sich der Tumor teilweise oder gar ganz zurück, bei der Kontrollgruppe zeigte nur einer einen Rückgang.

Lissonis kombinierte Immuntherapie könnte sogar der herkömmlichen Chemotherapie überlegen sein. In einem

speziellen Fall von fortgeschrittenem Lungenkrebs ver-
glich die italienische Arbeitsgruppe den Erfolg beider
Behandlungsweisen. 60 Patienten erhielten entweder vier
Wochen lang Interleukin-2 bei gleichzeitiger Einnahme
von täglich 40 Milligramm Melatonin – oder sie wurden
der üblichen Chemotherapie unterworfen. Bei einigen
Patienten bildete sich der Tumor leicht zurück (sieben von
29 Patienten und sechs von 31). Chemo- und Immuntherapie waren gleich erfolgreich.   Aber: Nach einem Jahr
lebten noch mehr Krebspatienten, die mit der kombinier-
ten Immuntherapie behandelt wurden, als solche, die die
Chemotherapie erhielten. Interleukin-2 plus Melatonin
erwies sich als entschieden weniger giftig, besser verträglich und hinsichtlich der Überlebenszeit als wirkungsvoller. Keiner der Patienten wurde geheilt, aber sie lebten
länger und – mit mehr Lebensqualität.

Lissoni fragt sich nun, ob in der Krebstherapie nicht
zuerst die Immunabwehr gestärkt und erst danach die
Chemotherapie eingesetzt werden sollte. Nicht die
Kombination mehrerer Zellgifte sei das beste Mittel,
die Anti-Tumor-Wirkung des Interleukin-2 zu verstärken, sondern die Verbindung mit Melatonin. Denn
damit versucht man, die Wechselwirkung zwischen
Hormonsystem und Immunabwehr nachzuahmen.
Melatonin könnte auch eine sinnvolle Ergänzung zu
den konventionellen Krebstherapien darstellen: Melatonin stimuliert das Immunsystem nach Operationen, es
vermindert die giftigen Effekte der Chemotherapie auf

die gesunden Zellen, und es verstärkt die Wirkung der Strahlentherapie.

Das Damoklesschwert der Frau: Brustkrebs

Die gute Nachricht: Drei von vier Knoten in der Brust sind kein Krebs, sondern gutartige Geschwulste. Sie entstehen im Binde- oder Fettgewebe der Brust. Dagegen wuchert der Brustkrebs im Drüsenanteil. Die schlechte Nachricht: In Deutschland ist Brustkrebs die häufigste Krebsart bei der Frau. Etwa 40 000 Frauen erkranken jedes Jahr neu daran. Es werden immer mehr, die Frauen immer jünger. Jedes zehnte neugeborene Mädchen wird im Laufe seines Lebens an Brustkrebs erkranken. In den reichen Ländern ist Brustkrebs das häufigste Tumorleiden der Frau geworden.

Etwa zwei Drittel aller Brustkrebse reagieren auf das weibliche Geschlechtshormon Östrogen. Das bedeutet: Ist der Tumor Östrogenen ausgesetzt, dann wächst er schneller. Es ist ein hormonabhängiger Tumor. Dieser verheerende Effekt läßt sich unterbinden: Man kann die Hormonquelle entfernen, bei der Frau wären das die Eierstöcke. Es gibt auch Medikamente, welche die Geschlechtsdrüsen ruhigstellen. Oder man blockiert mit sogenannten Antihormonen die Bindungsstellen für das Östrogen am Tumor. Die »richtigen« Hormone können nicht mehr andocken, ihre stimulierende Wirkung unterbleibt.

Eines dieser Anti-Östrogene ist das Medikament Tamoxifen. Der italienische Krebsspezialist Paolo Lissoni kombinierte Tamoxifen mit Melatonin zur Behandlung von metastasenbildendem Brustkrebs. Lissoni gab 14 erkrankten Frauen zusätzlich zum Anti-Östrogen eine Dosis von 20 Milligramm Melatonin. Vor der Behandlung hatten die Tumoren auf Tamoxifen alleine nicht angesprochen oder wucherten nach anfangs stabilem Zustand wieder weiter. Nach acht Monaten reagierten die Krebszellen bei vier Frauen, was einem Erfolg bei knapp 30 Prozent der Patientinnen entspricht. Alle Frauen kamen mit der Therapie gut zurecht. Melatonin verbesserte hier – wie schon bei der Immuntherapie – die Ergebnisse der Hormontherapie gegen Krebs.

Hormonabhängige Tumoren sind eng mit dem Melatoninhaushalt gekoppelt. Melatonin könnte sogar vor Brustkrebs schützen. Immerhin verkalkt die Zirbeldrüse gerade in Ländern mit einer hohen Brustkrebsrate, etwa in den USA oder in Europa, am häufigsten. In Japan, wo dieser Krebs selten vorkommt, bleibt auch die Zirbeldrüse länger intakt.

Werden Frauen mit Medikamenten behandelt, die unter anderem auch den Melatoninspiegel erhöhen – so einige Psychopharmaka –, dann erkranken sie ungewöhnlich selten an Brustkrebs. Das spricht für eine enge Wechselwirkung zwischen Melatonin und Entstehung eines Tumors.

Östrogen gilt als Risikofaktor für Brustkrebs. Je länger im Leben eine Frau diesem Hormon ausgesetzt ist, desto größer wird ihr individuelles Risiko. Eine frühe Pubertät und späte Wechseljahre verlängern die östrogenreiche Zeit im Leben der Frau.

Frauen, die ihr erstes Kind nach ihrem 35. Geburtstag gebären, haben ein dreifach erhöhtes Risiko, an Brustkrebs zu erkranken.

Melatonin vermindert dagegen die Freisetzung der Östrogene, es versetzt die Eierstöcke in eine Art Dornröschenschlaf.

Auf diesem Effekt beruht auch die schwangerschaftsverhütende Melatoninpille B-Oval (vgl. Sie hierzu auch die Abschnitte »Kommt die Melatoninpille?«, Seite 116, und »Melatonin zur Vorbeugung«, Seite 192). Denn je weniger Östrogene die Eierstöcke bilden, um so eher unterbleibt der Eisprung. Die Frau wird – zeitweilig – unfruchtbar.

Der Erfinder der Melatoninpille, Dr. Michael Cohen, hofft, mit B-Oval nicht nur eine Schwangerschaft, sondern auch Brustkrebs zu verhindern. Immerhin kommt Brustkrebs bei Frauen wesentlich häufiger vor als bei den meisten Säugetierweibchen.

Das könnte, so meint Dr. Cohen, damit zusammenhängen, daß die menschliche Fortpflanzung nicht mehr an die Jahreszeiten gebunden ist. Die Brüste sind somit das ganze Jahr über der stimulierenden Wirkung des Östrogens ausgesetzt.

Derzeit erproben, wie bereits erwähnt wurde, Dr.

Cohen und seine Kollegen die Melatoninpille an mehreren tausend Frauen in Holland. Der Großversuch läuft noch einige Jahre. Erst danach werden wir erfahren, ob Cohens Vermutungen zutreffen.

Melatonin und das Altern

Der Traum vom ewigen Leben ist so alt wie die Menschheit: König Salomon schwor auf Liebesnächte mit Jungfrauen. Cleopatra badete in Eselsmilch. Der spanische Eroberer Juan Ponce de León suchte im Jahre 1513 in Florida die Quelle der ewigen Jugend – den sagenhaften Jungbrunnen. Zu Beginn unseres Jahrhunderts pflanzte der russische Arzt Sergej Woronow Männern Affenhoden ein.

Obwohl wir es mittlerweile besser wissen sollten, ist der Traum noch immer nicht ausgeträumt. Heutzutage versuchen die Menschen, mit allerlei Pillen und Pülverchen dem Altern zu entgehen. Sie lassen sich Frischzellen spritzen und schlucken tote Embryonen in Tablettenform. Der eine trinkt eifrig Wasserkefir, der andere schwört auf Ginseng. Aber trotz allem: Ob es uns paßt oder nicht, früher oder später tauchen die Anzeichen des Alterns bei jedem auf. Wir werden schwach, anfällig, kränkeln. Eines Tages sterben wir an dieser oder jener akuten oder chronischen Krankheit oder auch einfach so. Die Frage ist nur – wann und wie?

»Niemand braucht im Alter ein Greis zu werden«, verkünden die beiden Melatoninforscher Walter Pierpaoli und William Regelson. Sie sind überzeugt, Melatonin verhilft zu einem langen Leben. Mehr noch: Melatonin verlängert das Menschendasein nicht nur um Jahrzehnte, sondern der Körper bleibt über viele Jahre hin kräftig, gesund und jugendlich – fit sein, fit bleiben, und dabei auch noch steinalt werden. Die Vision der Wissenschaftler klingt folgendermaßen: »Stellen Sie sich vor, es ist Ihr neunzigster Geburtstag. Sie mögen Ihre Arbeit, sagen aber alle Nachmittagstermine ab. Denn Sie möchten Ihr Büro früh verlassen und feiern. Im Sportstudio treffen Sie einen Freund und spielen eine Runde Squash. Später genießen Sie mit Ihrer Frau ein hervorragendes Abendessen und besuchen eine Theatervorstellung. Im Jazzclub trinken Sie noch gemeinsam einen Espresso. Ihre Geburtstagsnacht verbringen Sie in dem romantischen Hotel, wo Sie schon Ihren fünfzigsten Hochzeitstag gefeiert haben. Morgen haben Sie viel vor. Ihren Urenkeln hatten Sie versprochen, nach dem Frühstück eine Runde Rollerblades zu fahren.« Sind das Tagträume einiger alternder Wissenschaftler – oder kann Melatonin wirklich das Leben verlängern?

Tatsächlich hat sich die durchschnittliche Lebensdauer des Menschen im Laufe der Jahrhunderte fortlaufend erhöht: Steinzeitmenschen wurden nur 19 Jahre alt, die vielzitierten alten Griechen und Römer lebten kaum länger. Im Mittelalter betrug das Durchschnittsalter schon 30 Jahre. Um 1900 konnten unsere Urgroßeltern mit 50 Jahren Lebenszeit rechnen. Dank besserer Medizin, verringerter Kindersterblichkeit, Hygiene und Wasserklosett schafften es die Ärzte, die Lebenserwartung auf fast 80 Jahre zu bringen. Das biologisch mögliche Höchstalter des Menschen ist damit allerdings lange nicht erreicht. Es liegt heute – genauso wie vor 2000 Jahren – irgendwo bei 120 Jahren. Wir Menschen dürften also schon noch etwas länger leben. Und dazu könnte Melatonin einen Teil beitragen.

Gestern rafften Pocken, Pest und Lungenentzündung die Menschen frühzeitig dahin. Heute werden wir alt genug für die chronischen Krankheiten Arthritis, Rheuma, Krebs und Alzheimer. Wenn es den Ärzten gelingt, diese Leiden zu verhindern, zu heilen oder zumindest hinauszuzögern, dann hätten die Menschen einige gesunde Lebensjahre gewonnen.

Melatonin kann – wie wir wissen – vor vielen Gebrechen des Alters schützen. Es bekämpft die freien Radikale und bewahrt vor Krankheiten und körperlichem Verschleiß. Melatonin stärkt das Immunsystem und schützt vor Infektionskrankheiten und Krebs. Es verhilft zu einem gesunden Schlaf und gibt dem Körper ausreichend Erholung und Zeit, Kräfte zu sammeln. Melatonin stabilisiert die Tagesrhythmen und arbeitet der immer schneller laufenden inneren Uhr entgegen. Schließlich wirkt das Hormon auf Blutdruck und Cholesterinspiegel und dämpft das Arteriosklerose-Risiko, die Hauptursache für Herzinfarkt und Schlaganfall.

Alte Mäuse werden jung

Mäuse leben mit Melatonin tatsächlich länger als Tiere ohne eine zusätzliche Hormongabe. Das fanden der Immunologe Walter Pierpaoli von der Universität Ancona in Italien und sein amerikanischer Kollege William Regelson heraus. Sie verabreichten ihren Nagern allabendlich mit dem Trinkwasser eine Dosis Melatonin. Zu Beginn des Versuchs waren die Mäuse 19 Monate alt, was einem Menschenalter von 65 Jahren entspricht.

Fünf Monate später schauten die nach Mäusejahren betagten Nager noch aus wie ihre Enkelchen: dichtes Fell, klare Augen, kräftige Muskeln. Ihr Melatoninspiegel entsprach dem einer jugendlichen Maus. Ganz anders verhielten sich die Kontrolltiere: Ohne das zusätzliche Melatonin waren sie alt, grau, blind und schwach geworden. Ihr Mäuseleben neigte sich dem Ende zu. Die Melatoninmäuse aber lebten weiter, wurden alt und älter. Als sie schließlich als Mäusegreise mit rund 30 Monaten Lebenszeit starben – beim Menschen entspräche das 100 Jahren –, waren sie noch bei guter Gesundheit. Bewirkt hatte dies ganz allein die Zugabe von Melatonin.

Walter Pierpaoli ging noch einen Schritt weiter. Zusammen mit seinem russischen Kollegen Vladimir Lesnikov von der Akademie der medizinischen Wissenschaft in St. Petersburg unternahm er ein Experiment, das fast schon an Frankenstein erinnert. Sie operierten jeweils zehn jungen und zehn alten Mäusen die Zirbeldrüsen heraus und pflanzten sie anschließend in die andere Mäusegruppe ein. Man spricht hier von einer Kreuztransplantation alt-zu-jung und umgekehrt. Alle beteiligten Nager waren durch spezielle Züchtungen genetisch völlig gleich.

Was dann geschah grenzt an ein Wunder. Die alten Tiere fanden ihre Jugend wieder. Ihr Fell wuchs dicht und glänzte, die Muskeln bekamen Masse, wurden straff und stark. Energiegeladen huschten die Mäuse durch ihre

Käfige. Melatonin wirkte geradezu als Jungbrunnen. Die jungen Nager dagegen traf es hart, sie alterten ruckzuck um Mäusejahrzehnte. Eines schönen Tages standen sich zwei Mäuslein gegenüber, die eine 15 Monate und die andere 30. Beide schauten aus, als seien sie gleich alt. Auf den Menschen übertragen, hieße das: Der 40jährige Enkel und der 90jährige Großvater gleichen sich wie zwei Geschwister. Schließlich starben die ehemals jungen Nager mit der Senioren-Drüse etwa ein Drittel vor ihrer eigentlichen Zeit, während die Alten sich noch als Methusalems eines jugendlichen, kräftigen Körpers erfreuten.

Walter Pierpaoli ist überzeugt: »Ich habe die wahre Altersuhr gefunden: Es ist die Zirbeldrüse. Ich weiß jetzt nicht nur, wie wir altern, sondern auch, warum wir altern.« Seiner Ansicht nach sendet die junge Zirbeldrüse ein Signal – Melatonin – durch den Körper, das ihn gesund und kräftig hält. Wenn die Zirbeldrüse altert, teilt sie dem Körper mit, daß er nun an Jahren zunehme und seine Leistung entsprechend abbauen müsse. Ein Organsystem nach dem anderen folgt dem Signal der Zirbeldrüse. Wir werden alt und sterben. »Ich glaube«, verkündet Walter Pierpaoli, »daß zusätzliches Melatonin hilft, die Zirbeldrüse in ihren jugendlichen Zustand zurückzuversetzen.«

Allerdings: Kritiker verspotten Pierpaolis Mäuseexperimente. Denn der Italiener arbeitete bei seiner Kreuztransplantation mit einem Mäusestamm, der ohnehin kein Melatonin produzieren kann. Wie kann Melatonin etwas bewirken, wenn es gar nicht da ist? Zumindest aber – das meinen zahlreiche Altersforscher – hat Walter Pierpaoli mit seinen Thesen die Grenzen einer seriösen Wissenschaft überschritten. Viel zu viele Fragen bleiben offen, Wirkungsmechanismen unbekannt. Pierpaolis Lösung scheint zu einfach, um den komplexen Vorgängen rund ums Altern gerecht zu werden.

100jährige Krokodile

Ein langes Leben wird von der Natur nicht unbedingt besonders begünstigt. Warum auch? Kaum ein wildlebendes Tier erreicht sein höchstmögliches Alter. Es wird gefressen, verhungert, verendet an einer Krankheit oder der Streß bringt es um, bevor es an Altersschwäche sterben könnte. Über viele Jahrtausende hinweg galt das auch für den Menschen. Altern ist nicht vorgesehen; im Laufe der Entwicklung wurden Schutzmechanismen gegen die Altersgebrechen einfach »vergessen«.

Tiere, die sehr alt werden, wenden einen Trick an: Sie wachsen bis fast ans Ende ihrer Tage. Ein hundertjähriger Krokodilmann ist kein seniler Tattergreis. Das Gegenteil trifft zu: Kein Jüngerer kann sich in Körpergröße und Kraft mit dem Senior messen. So ausgestattet, wirkt der Alte auf jüngere Weibchen ausgesprochen attraktiv, und er hält sich den größten Harem. Auch Schildkröten hören in ihrem 200 Jahre währendem Leben nicht auf zu wachsen. Dadurch bleiben sie bis zuletzt vital und sexuell aktiv. Jüngere Leichtgewichter werden von den drei Zentner schweren Riesen in die Flucht geschlagen.

Wir Menschen altern schleichend, und es fängt schon früh an. Bei Neugeborenen kann man Ablagerungen des Alterspigments im Herzmuskel finden. Schon in der Pubertät verliert die Augenlinse an Elastizität – damit beginnt die Altersweitsichtigkeit. Zwischen 20 und 30 läßt das Gehör nach. Das Gehirn fängt mit 25 Jahren an zu schrumpfen. Bis zum Greisenalter verliert es fast 30 Prozent seines Gewichts. Ab dem 30. Geburtstag bauen die Knochen mehr Minerale ab als ein, sie werden poröser und brechen leichter. Bemerkbar macht sich das alles erst in späteren Jahren. Dann nehmen Krebswucherungen zu, Fettdepots wachsen, Gefäße verkalken, die Hormonproduktion geht zurück, Infektionskrankheiten häufen sich, die Haut trocknet aus.

Manche Organe verlieren schneller ihre Funktionstüchtigkeit, andere langsamer. Ein 30jähriger kann im Vergleich zu einem 75jährigen den Säuregehalt seines Blutes fünfmal besser regulieren, er hat dreimal mehr Geschmacksknospen auf der Zunge, seine Nieren sind doppelt so gut durchblutet, doch die Geschwindigkeit, mit der seine Nerven ein Signal übermitteln, unterscheidet sich nur geringfügig von der des älteren. Die Organe scheinen über eine Reserve zu verfügen, die ohne Nachteile für den gesamten Körper abgebaut werden kann. Erst wenn eine gewisse Schwelle unterschritten wird, macht sich der Ausfall bemerkbar. Altern ist kein einheitlicher und schon gar kein einfacher Vorgang. Zirbeldrüse und Melatonin spielen sicher eine beachtliche Rolle – aber nicht die einzige.

Altern – das große Puzzle

Nun gibt es so viele Theorien darüber, warum wir altern, wie Altersforscher an dieser Frage grübeln. In einem Punkt scheinen sich die meisten einig: Das Altern geht nicht auf eine einzige Ursache zurück, sondern es laufen viele Prozesse zur gleichen Zeit ab, und sie beeinflussen sich gegenseitig.

Vor 35 Jahren – kurz nachdem Aaron Lerner das Melatonin identifiziert und als Hormon erkannt hatte – fand Leonard Hayflick von der amerikanischen Stanford-Universität heraus, daß die Lebenszeit der einzelnen Zellen einer vorherbestimmten Zahl folgt. Menschliche Bindegewebszellen teilen sich rund 50mal. Dann ist Schluß. Eine eingebaute Bremse verhindert weitere Teilungen, und die Zelle stirbt. Einige Molekularbiologen vermuten diese Bremse in den Endabschnitten der DNA-Fäden, den sogenannten Telomeren. Mit jeder Zellteilung verliert die DNA ein Stückchen vom Telomer, bis nach einiger Zeit nichts mehr da ist. Die Zelle hat ihr Lebenselixier verbraucht.

Einen anderen Weg beschreiten die Genetiker. Sie suchen bei Hundertjährigen nach Langlebigkeitsgenen. Weil deren Eltern und Großeltern meist auch sehr alt wurden, liegt es nahe, daß die Höchstbetagten über besondere Schutzmechanismen gegen das Altern verfügen. Hundertjährige sind oft rüstiger als andere Menschen mit 80. Sie leiden seltener unter den typischen Alterskrankheiten, und sie sterben einen schnellen Tod. Tatsächlich entdeckten die Forscher schon einige Gene, die das Leben verlängern, oder genauer – die Alterungsvorgänge verlangsamen.

Zum Beispiel das Apolipoprotein E, kurz Apo-E. Das Gen kommt in drei Varianten vor. Sehr alte Männer und Frauen besitzen wesentlich häufiger eine bestimmte Variante des Gens als Menschen, die früh sterben. So ist die Wahrscheinlichkeit, 100 Jahre alt zu werden, für jemanden mit der Apo-E-2-Variante viermal höher als für seinen Nachbarn mit der E-4-Version. Träger des Apo-E-4-Gens leben kürzer, entwickeln doppelt so oft eine Arteriosklerose und erkranken eher an Alzheimer.

Lebensverlängernd wirken auch Gene, die für die Reparatur von Schäden an der DNA verantwortlich sind, oder solche, die das Treiben der freien Radikale unterbinden. Werden wir tatterig und grau, weil Langlebigkeitsgene versagen?

Bei Fadenwürmern (Caenorhabditis elegans) gelang es den Forschern, durch die Veränderung eines einzigen Gens die Lebenszeit der Tiere um 70 Prozent zu erhöhen. Der Trick: Der High-Tech-Wurm produziert sehr viel mehr Antioxidantien – körpereigene Stoffe, die freie Radikale abwehren.

Der gleiche Effekt, nämlich Schutz vor oxidativen Schäden, verlängert auch das Leben der Fruchtfliege (Drosophila melanogaster). Durch spezielle Züchtung, Auslese und Paarung der jeweils ältesten Männchen und Weibchen erhielten die Biologen Fliegenstämme, die fast doppelt so lange leben wie ihre normalen Artgenossen.

Diese Erfolge bestätigen die Idee, daß freie Radikale eine erhebliche Schuld am Altern tragen. Im Laufe der Jahre häufen sich die Zerstörungen, die sie an Zellen, Enzymen – sie halten die Stoffwechselvorgänge aufrecht – und am Erbmaterial, der DNA, anrichten. Gleichzeitig läßt die Fähigkeit des Körpers nach, derartige Schäden zu reparieren. Die kaputte DNA liefert zu wenig, fehlerhaftes oder untaugliches Material, was die Zelle weiter schwächt. Ein lahmes Enzym unterbricht lebenswichtige Reaktionen.

Ein besonders leichtes Spiel haben freie Radikale an den sogenannten Mitochondrien. Das sind Zellbestandteile, die Sauerstoff zu Energic umsetzen. Sind die Mitochondrien defekt, dann geht der Zelle der Treibstoff aus. Ihr bleibt buchstäblich die Luft weg, sie erstickt. Freie Radikale setzen einen Teufelskreislauf in Gang, der letztlich zum Zusammenbruch führt, dem Tod. Die bräunlichen Altersflecken auf Gesicht und Händen alter Menschen sind die sichtbaren Folgen der Attacken freier Radikale. Sie bestehen aus oxidierten und miteinander vernetzten Fettsubstanzen. Der Körper konnte die Angriffe nicht bewältigen und lagerte die zerstörten Strukturen als Pigmente in der Haut und an Organen ab.

Top oder Flop? Hilfen gegen das Altern

Auf der Suche nach dem Methusalem-Faktor preisen Wissenschaftler alle paar Jahre ein neues Wundermittel an. Das sind oft Stoffe, die der Körper selbst produziert, deren Konzentrationen mit dem Alter aber abnehmen. Das Wachstumshormon gehört hierzu oder auch die Geschlechtshormone Testosteron und Östrogen. Millionen Frauen lassen sich mit Östrogenen behandeln. Das Hormon schützt vor den unangenehmen Begleiterscheinungen der Wechseljahre, wie etwa Hitzewallungen, Lustlosigkeit und Schlafstörungen.

In die Schlagzeilen geriet vor einiger Zeit das Wachstumshormon Somatotropin, das von der Hirnanhangsdrüse während der Kindheit in großen Mengen erzeugt wird. Sein Name bezeichnet zugleich die wichtigste Funktion: Es läßt die Kinder wachsen. Erwachsene produzieren nach und nach weniger Somatotropin, nach dem 50. Lebensjahr sinkt der Hormonspiegel recht schnell.

Das Wachstumshormon wirkt auch dem Altern entgegen. Wenn die Hirnanhangsdrüse nicht mehr richtig arbeitet, etwa nach einer Tumoroperation, dann fühlen sich 30jährige Patienten oft als wären sie 60. Bei ihnen wirkt eine Therapie mit Somatotropin als Jungbrunnen. Regelmäßige Hormonspritzen sollen deshalb auch die Altersuhr gesunder Männer und Frauen zurückdrehen können. Das hoffen jedenfalls einige Altersforscher. Bei Versuchen verdickte sich die Haut der Testpersonen, Falten verschwanden, das lockere Gewebe der Wirbelknochen wurde dichter.

Außerdem schmolzen rund 15 Prozent des Körperfctts dahin – ohne jedes Training. Muskeln und einige Organe, die mit zunehmenden Alter schrumpfen, vergrößerten sich.

Die verjüngende Spritzkur ist allerdings recht teuer. Zudem scheint sie das Risiko zu erhöhen, an bestimmten Krebswucherungen zu erkranken. Eine preisgünstige Alternative bietet der gesunde Schlaf. Denn in der Tiefschlafphase wird das Hormon gebildet. Und je länger diese Phase anhält, um so mehr Wachstumshormon gibt die Hirnanhangsdrüse frei.

Viel Hoffnung im Kampf gegen das Altern legen Wissenschaftler auf das Hormon DHEA aus der Nebennierenrinde. Das Buchstabenkürzel steht für Dehydroepiandrosteron und ist die »Muttersubstanz der Geschlechtshormone«. Aus ihm bildet der Körper Östrogene und Testosteron. Die Produktion des DHEA steigt in den Jahren der Pubertät rasant an und schwindet beim Altern. 80jährige haben nur noch zehn bis 20 Prozent der Hormonmenge im Blut als mit 25 Jahren.

DHEA zeigt viele ähnliche Wirkungen wie Melatonin. Es könnte Knochen und Muskeln stärken, Infektionen abwehren und vor Krebs, Diabetes und Herz-Kreislauf-Krankheiten schützen. Ältere Menschen fühlten sich in Versuchen mit DHEA besser, schliefen gut, bewältigten Streßsituationen leichter und litten seltener unter Gelenkschmerzen. Einige Experten vermuten, daß mit einer Kombination aus DHEA und Melatonin bis zu 30 zusätzliche gesunde Lebensjahre möglich wären. Der Nachteil: DHEA steht unter Verdacht, Leberkrebs auszulösen.

Der zweifache Nobelpreisträger und Chemiker Linus Pauling verfolgte seine eigene Strategie, möglichst alt zu werden. Er schwörte auf die Einnahme von Vitaminen, vor allem von Vitamin C. Mit Abstand folgten das Vitamin E, Beta-Carotin und die B-Vitamine. Vitamin C hilft gleich dreifach gegen das Altern: Die Substanz verbessert das Immunsystem. Dann bringt es den Körper dazu, mehr Kollagen zu erzeugen. Das strafft die Haut, stärkt Muskelfasern und Sehnen. Und schließlich sind die Vitamine wirkungsvolle Gegner der freien Radikale. Paulings Thesen sind bei Ernährungswissenschaftlern nicht unumstritten. Sie warnen vor einer möglichen Überdosierung der Vitamine. Dem Chemiker haben sie jedenfalls nicht geschadet: Er wurde 93 Jahre alt und starb 1994.

Ohne Nebenwirkungen führt die Strategie des kontrollierten Hungerns zum Erfolg. Eine karge, aber sorgsam zusammengestellte Kost verlängert das Leben von Ratten und Mäusen um ein Drittel. Die Nager bleiben gesund, leiden seltener an typischen Altersgebrechen und überleben ihre Artgenossen um viele Monate. Zur Zeit untersuchen amerikanische Wissenschaftler an Affen, ob eine um 30 Prozent reduzierte Ernährung unserem nächsten Verwandten zusätzliche Jahre bringt. Die Tiere wirken gesund und munter, wenn auch bei der Fütterung ausgesprochen gierig.

Die strikte Diät führt dazu, daß im Körper sehr viel weniger freie Radikale entstehen. Die Schäden, die diese Aggressoren anrichten, halten sich in Grenzen. Der Körper altert erheblich langsamer.

Melatonin schützt gleich mehrfach vor den Vorgängen des Alterns. Ob freie Radikale, geschwächte Abwehr, Anfälligkeit für Krebs, nachlassende Hormonproduktion, gestörter Schlaf oder verschobene Tagesrhythmen – Melatonin spielt überall mit. So lange der Melatoninhaushalt intakt ist, so lange verzögern sich die abbauenden Prozesse im Körper. Die beiden Altersforscher Walter Pierpaoli und William Regelson vermuten, daß Melatonin über die Thymusdrüse wirkt. In ihr reifen die T-Lymphozyten der Immunabwehr heran. Im Alter verkümmert die Thymusdrüse und kann nur noch wenige infektionsbekämpfende T-Zellen bilden. Melatonin hält nicht nur den Thymus intakt, sondern kann sogar dessen ursprüngliche Funktionstüchtigkeit wieder herstellen.

Eines haben alle diese Mittel gegen das Altern gemeinsam: Bei keinem konnte bislang nachgewiesen werden, daß es das Leben der Menschen verlängert. Das gilt auch für Melatonin. Tatsächlich sinkt die Melatoninproduktion nicht bei allen Menschen automatisch und in gleichem Maß. In einer breit angelegten Studie untersuchten französische Wissenschaftler mehr als 750 Menschen im Alter rund um die 80 Jahre. Nur bei jedem zweiten fanden sie zu niedrige Melatoninspiegel.

Rüstige Hundertjährige

Altern ist keine Krankheit, sondern Teil unseres Lebens. Es ist auch nicht gleichbedeutend mit zunehmender Hinfälligkeit, Krankheit und geistiger Verwirrtheit. Gerade die ältesten Menschen sind oft erstaunlich rüstig. Viele Hundertjährige erweisen sich als geistig aufgeweckter und körperlich gesünder als manch einer mit 80. Die Französin Jeanne Calment ist derzeit der älteste Mensch der Welt, dessen Geburtsdatum belegt ist. Im Februar 1996 feierte sie ihren 121. Geburtstag. Über ein Geheimrezept verfügt sie allerdings auch nicht. Sie lachte viel, war nie ernstlich krank und verbrachte ihre Freizeit mit Reisen, Fechten, Theaterbesuchen und Musik.

Letztlich ist gesundes Altwerden und ein langes Leben ein äußerst komplexer Vorgang – bestimmt durch Erbgut, Umwelt, Lebensstil und seelische Verfassung. Nicht allein die Zahl der Jahre entscheidet, sondern was wir daraus machen.

Bringen Sie Ihren
Melatoninhaushalt in Schwung

Leben Sie natürlich!

Das beste Mittel für einen ausgewogenen Melatoninhaushalt ist: Leben Sie nach der Sonne. Wichtiger als die Hormonmenge ist, daß Sie das ausgeprägte Auf und Ab der Konzentration erhalten: viel Melatonin in der Nacht, wenig am Tage. Dieser Rhythmus gibt den Takt vor.

Ein melatoninfreundlicher Lebensstil klingt einfach, ja geradezu banal. Im Alltag jedoch erschweren äußere Zwänge einen halbwegs naturgemäßen Tagesplan. Die Verlockungen unserer Zivilisation und zum Teil auch zu hohe eigene Ansprüche an sich selbst vereiteln zusätzlich seine Umsetzung. Versuchen Sie es bitte trotzdem. Setzen Sie Prioritäten. Hier ein bißchen, dort ein Viertelstündchen, zwischendurch mal dies, nebenbei mal das – das klappt nicht. Sie reiben sich nur auf. Entwickeln Sie deshalb ein gesundes Mißtrauen, wenn andere an Sie Forderungen stellen.

Die meisten Tips standen bereits in den entsprechenden Abschnitten. Deshalb ist hier nur noch stichwortartig aufgeführt, wie ein melatoninfreundlicher Lebensstil aussehen sollte.

- Leben Sie nach der Sonne. Tanken Sie Licht. Helles Licht am Morgen läßt Sie aufleben – und vertreibt das Melatonin aus Ihrem Blut. Stellen Sie Ihren Schreibtisch ans Fenster. Machen Sie in Ihrer Frühstückspause einen Spaziergang draußen. Sogar ein bedeckter Himmel ist besser als noch so viele Glühlampen.

- Bringen Sie Ihre Kinder zu Fuß in den Kindergarten. Der Kindergarten oder die Schule am anderen Ende der Stadt mag einen besonderen pädagogischen Anspruch haben, bedenken Sie aber auch den Preis, den Sie dafür bezahlen: wenig Zeit für ein gemeinsames Frühstück, lange Anfahrten, der Schulweg als Erlebnisraum entfällt, die Freunde Ihrer Kinder leben irgendwo, nur nicht in der Nachbarschaft.

- Falls Ihre Küche im dunklen Teil der Wohnung liegt, nehmen Sie die Arbeit mit ins Helle, wann immer es geht. Kunstlicht wirkt auf die Zirbeldrüse wie die Dämmerung. Es erschwert das nötige Auf und Ab der Hormonkonzentration und Sie leben im biologischen Dauerdunkel. Umgekehrt gilt: Halten Sie Ihre Nacht dunkel. Rollos schirmen die Straßenbeleuchtung ab.

- Ein regelmäßiger Tagesablauf hilft Ihrer Zirbeldrüse und unterstützt die innere Uhr. Mehr oder weniger feste Zeiten für Essen, Schlafen, Aktivitäten, Ruhe, Gespräche und Hobby bringen einen Rhythmus in den Tag. Ihr Körper und Ihre Seele tun sich damit leichter.

- Vermeiden Sie Nachtarbeit und häufige Flüge über mehrere Zeitzonen. Sie bringen die Körperrhythmen völlig durcheinander, was langfristig der Gesundheit schadet.

- Sorgen Sie für ausreichend Schlaf. Auch Ruhepausen helfen Ihrer Zirbeldrüse. Schalten Sie ab, entspannen Sie sich, wenn Ihnen danach ist. Nebenbei verringern Sie damit auch die schädlichen Auswirkungen von Streß. Lassen Sie ab und zu Ihre Seele baumeln.

- Stellen Sie sich dem Winter. Je mehr Sie sich in der kalten Jahreszeit verkriechen, um so eher schlägt die Wintermüdigkeit zu. Das beste Mittel gegen diese Dauerschläfrigkeit ist Tageslicht, Kälte, Bewegung und viel frisches Obst und Gemüse.

- Sport und Bewegung halten fit, fördern die Gesundheit und bringen den Melatoninhaushalt auf Trab. Aber tun Sie es regelmäßig und im Freien. Extreme Anstrengungen abends im Fitneßstudio schaden eher. Da wächst die Gefahr, daß Sie sich übernehmen. Es entstehen übermäßig viele freie Radikale, und Sie schlafen schlechter, weil Sie Ihren Adrenalinspiegel hochgejagt haben.

- Vermeiden Sie Raubbau an Ihrem körpereigenen Melatonin: Je stärker Sie sich den freien Radikalen aussetzen, um so mehr Melatonin verbraucht Ihr Körper. Für die anderen Aufgaben des Hormons reicht dann möglicherweise die Menge nicht mehr aus.

- Meiden Sie allzu üppige Mahlzeiten. Ernähren Sie sich gesund, sorgen Sie für eine abwechslungsreiche Mischkost mit vielen Vitaminen und Mineralstoffen. Sie stärken damit auch Ihr Immunsystem, beugen Herz- und Kreislauferkrankungen vor und tragen indirekt zur Krebsvorbeugung bei.

- Hören Sie mit dem Rauchen auf! Jede Zigarette überschwemmt Ihren Körper mit freien Radikalen. Und trinken Sie Kaffee nur in geringen Mengen. Koffein und Nikotin bremsen die Zirbeldrüse aus.

- Streß schädigt Ihre Immunabwehr. Gehen Sie ihm aus dem Weg, wo Sie können.

- Einige Medikamente sind regelrechte Melatoninkiller. Sie beeinträchtigen ganz oder teilweise die nächtliche Melatoninproduktion. Halten Sie sich zurück bei freiverkäuflichen Präparaten. Gelegentlich ein Aspirin gegen starke Kopfschmerzen schadet sicher nicht. Aber lassen Sie sich beraten, wenn Sie öfter unter Beschwerden leiden. Lesen Sie den Beipackzettel. Sind als Nebenwirkungen Schlafstörungen, Müdigkeit, Hitzewallungen oder depressive Stimmung aufgeführt, dann wirkt die Arznei wahrscheinlich auch auf den Melatoninhaushalt. Das ist bei einigen Schlafmitteln und Schmerztabletten der Fall sowie bei Medikamenten gegen Herzkrankheiten und Bluthochdruck. Sprechen Sie mit Ihrem Arzt darüber, ob Sie gegebenenfalls auf andere Arzneien ausweichen oder durch Veränderung der Lebensweise Ihren Medikamentenverbrauch verringern könnten.

Nahrung für die Seele

Winterdepressive und Frauen, denen die Tage vor den Tagen zu schaffen machen, entwickeln häufig einen Heißhunger auf Kohlenhydrate wie Nudeln, Weißbrot oder Süßigkeiten. Die Betroffenen weisen gegenüber Gesunden veränderte Melatoninspiegel auf. Was hat der Appetit auf Süßes mit Melatonin zu tun?

Melatonin ist eng gekoppelt mit einem anderen Hormon – dem Serotonin. Die Zirbeldrüse produziert tagsüber Serotonin. In der Dunkelheit baut sie das Serotonin um zu Melatonin. Am Tag dominiert Serotonin, in der Nacht Melatonin. Serotonin macht uns gelassen, heiter, ausgeglichen. Es ist zuständig für die guten Nachrichten und beeinflußt in hohem Maße unsere Psyche.

Das Schöne dabei ist: Gute Laune kann man essen. Ausgangsstoff für die Serotoninerzeugung ist die Aminosäure Tryptophan. Eiweißreiche Nahrungsmittel wie Fleisch, Geflügel, Eier, Milch, Käse, Fisch, Nüsse und Haferflocken enthalten viel Tryptophan. Doch das alleine nützt noch nicht viel. Denn neben dem Tryptophan kreisen noch andere Aminosäuren im Blut. Weil sie auf dem Weg ins Gehirn alle durch die gleichen, wenigen Eingangstore müssen, kommt es zum Stau. Die Aminosäuren blockieren sich gegenseitig.

Erst Zucker ist der Stoff, der Laune macht. Zucker regt die Bauchspeicheldrüse an, Insulin auszuschütten. Insulin wiederum leitet Zucker und Aminosäuren aus dem Blut in die Muskeln, nur nicht das Tryptophan. Tryptophan bleibt im Blut zurück, so daß es jetzt – mangels Konkurrenz – in verhältnismäßig großen Mengen vorhanden ist. Die Insulinsekretion verschafft Tryptophan eine günstigere Position im Stau und beschleunigt seine Aufnahme ins Gehirn. Dort wandert die Aminosäure in die Zirbeldrüse, wo sie als Ausgangsstoff für das Serotonin gebraucht wird. Zucker bewirkt, daß der Zirbeldrüse mehr Tryptophan zur Verfügung steht und sie genügend Serotonin produzieren kann. Deshalb naschen wir gerne Schokolade, wenn wir traurig sind.

In der Nacht baut die Zirbeldrüse das Scrotonin zu Melatonin um. Auch deshalb ist Milch mit Honig ein beliebter und wirkungsvoller Schlummerdrunk. Milch enthält Tryptophan, Honig den nötigen Zucker, die Dunkelheit besorgt den Rest.

Übermäßiger Appetit auf Süßes verbunden mit traurigen Gefühlen ist oft ein Hinweis auf ein gestörtes Wechselspiel zwischen Melatonin und Serotonin. In vielen Fällen stellt eine Lichttherapie den Melatoninrhythmus wieder her, die Symptome gehen zurück.

Vorsicht: Elektrosmog

Überall dort, wo Strom zur Verfügung steht, existiert ein elektrisches Feld. Wenn Strom fließt, also ein elektrisches Gerät in Betrieb ist, dann entsteht zusätzlich ein magnetisches Feld. Elektrische und Magnetfelder – in der Umgangssprache Elektrosmog – sind allgegenwärtig: zu Hause, am Arbeitsplatz, draußen auf der Straße, unter Hochspannungsleitungen. Man sieht sie nicht, man fühlt sie nicht, und man entkommt ihnen nicht.

Seit Jahren streiten die Experten, ob und – wenn überhaupt – welche Wirkungen diese Felder haben. Mehrere epidemiologische Studien unterstützen den Verdacht, daß Elektrosmog verstärkt Krebswucherungen auslöst. Schwedische Wissenschaftler errechneten für Kinder, die in der Nähe von Hochspannungsleitungen wohnen, ein nahezu dreimal höheres Leukämierisiko als normal. Erst kürzlich bestätigte eine deutsche Studie aufs neue: Es gibt eine gewisse Verbindung zwischen Elektrosmog und Leukämie bei Kindern. Für diese Untersuchung haben Elektrotechniker in mehreren hundert Wohnungen die Magnetfelder vermessen. Stärkere Felder entdeckten sie etwas häufiger in den Zimmern leukämiekranker Kinder. Die Zahlen sind jedoch zu klein, um mehr als einen Trend zu belegen.

Elektrosmog scheint auch Brustkrebs und Hirntumoren zu begünstigen: Bei Frauen mit elektrischen Berufen fanden amerikanische Forscher häufiger diesen Tumor als in anderen Berufsgruppen. Sogar Männern entwickeln Geschwulste in der Brust.

Auch schwache elektromagnetische Felder – wie sie in jedermanns Haushalt üblich sind – können die Gesundheit beeinträchtigen. Sie müssen nur langfristig einwirken. Ratten, die eine Brustkrebs auslösende Chemikalie gespritzt bekamen, entwickelten schneller Tumoren, wenn sie unter einem alltäglichen Elektrosmog standen. Die Krebszellen wuchsen dabei um so rapider, je stärker das Magnetfeld war.

Mittlerweile weiß man auch, wie die Elektromagnetfelder wirken: nämlich über die Zirbeldrüse. Wenn man Tiere unter Elektrostreß setzt, dann fällt ihr nächtlicher Melatoninspiegel um etwa 30 Prozent ab. Der Melatoninmangel erklärt Elektrosmog-Folgen wie Müdigkeit und Schlafprobleme. Die bislang umfangreichste Studie über Gesundheitsschäden durch Elektrosmog erstellten kürzlich Experten des Nationalen Rats für Strahlenschutz, einem Beratergremium der Regierung der Vereinigten Staaten. Die Dokumentation belegt gründlicher als je zuvor: Schwache elektromagnetische Felder stören die Melatoninproduktion. Eine dauerhafte Belastung kann zu Krebs, Herzkrankheiten, Alzheimer und Parkinson führen. Auch Auswirkungen auf die Immunabwehr und das Fortpflanzungssystem schließen die Autoren nicht aus.

Die gesetzlichen Grenzwerte für Elektrosmog schützen derzeit nicht. Von Staat zu Staat weichen die Werte weit voneinander ab, alle liegen viel zu hoch. Elektrische Felder lassen sich recht wirksam abschirmen. Gefährlicher sind die Magnetfelder, denn sie durchdringen ungehindert die Häuserwände. Unser Körper ist nicht gegen magnetische Felder geschützt. Die Belastung im Körperinnern ist nahezu gleich stark wie im Freien. Magnetfelder legen die Melatoninproduktion lahm.

Die Stärke eines magnetischen Feldes wird meist in Tesla gemessen. Die Internationale Strahlenschutzvereinigung hält eine durchschnittliche Tagesbelastung von 100 Mikrotesla für ausreichend. Ein Wert, der nach dem Willen des Umweltministeriums auch in der Bundesrepublik gelten soll. Die amerikanischen Experten fordern dagegen einen Bruchteil dessen, nämlich den Grenzwert von 0,2 Mikrotesla pro Tag. Weil diese geringen Werte von fast allen Elektrogeräten überschritten werden, kämen die Folgen teuer: Staubsauger, Brotschneidemaschine, Radiowecker, Mixer, Dosenöffner, Haarfön, Fernseher, Waschmaschine – sämtliche Apparate müßten wesentlich besser abgeschirmt, Elektroleitungen neu verlegt werden.

Was können Sie tun? Wir sind vielen Magnetfeldern nicht ohnmächtig ausgeliefert. Sie treten nämlich nur dann auf, wenn wir Strom verbrauchen. Schalten Sie Ihren Fernseher aus statt auf Stand-by. Sie sparen Strom und verringern Ihre individuelle Elektrosmog-Belastung. Nehmen Sie eine Wärmflasche mit ins Bett, wenn Ihnen kalt ist, und verzichten Sie auf die Heizdecke. Räumen Sie unnötige Elektrogeräte weg. Sie sind die Belastung nicht wert.

Das wichtigste aber ist: Halten Sie Abstand. Die elektromagnetischen Felder nehmen mit der Entfernung rapide ab. In einem Meter Abstand sind die Feldstärken bereits 100- bis 1000mal kleiner als an der Oberfläche des Geräts. Die meisten Haushaltsgeräte liegen dann unter den empfohlenen 0,2 Mikrotesla. Eine Waschmaschine etwa erzeugt je nach Fabrikat ein Magnetfeld von 0,8 bis 50 Mikrotesla. In 30 Zentimeter Abstand mißt man nur noch 0,15 bis 0,3 Mikrotesla, nach einem Meter 0,01 bis 0,03 Mikrotesla.

Die Konsequenz daraus: Stellen Sie den Radiowecker nicht direkt neben Ihren Kopf, und hängen Sie das Babyphon nicht ans Bettgitter. Toaster, Eierkocher und Tauchsieder gehören nicht auf den Eßtisch. Durchforsten Sie Ihre Wohnung nach versteckten Leitungen.

Legen Sie Ihr Schlafzimmer nicht neben Sicherungskästen. Allein durch solche Maßnahmen schützen Sie sich heute schon erheblich vor den schädlichen Wirkungen des Elektrosmogs. Seien Sie aufmerksam, aber verfallen Sie nicht in Panik. Passivraucher leben weitaus gefährlicher.

Melatonin als Medikament

Schlafstörungen, Jet-lag

Melatonin macht schläfrig, senkt die Körpertemperatur und schaltet den Stoffwechsel um auf Nachtbetrieb. Das Hormon ist unser natürliches Schlafmittel. Außerdem stellt es die innere Uhr neu ein. Als Medikament hilft Melatonin bei Schlafstörungen, Jet-lag und Problemen mit dem Tag-Nacht-Rhythmus etwa bei Blinden.

Die schlaffördernde Wirkung des Melatonins wurde bisher noch am besten untersucht. Vor rund 15 Jahren begann Dr. Richard Wurtman vom Klinischen Forschungszentrum des Massachusetts Instituts für Technologie (MIT) in Cambridge, Boston, das Hormon als Schlafmittel zu erproben. Er verabreichte seinen Versuchspersonen 240 Milligramm Melatonin – nach heutigen Erkenntnissen ist das eine Megadosis. Alle Tester schliefen bald ein und verbrachten eine ruhige, ungestörte Nacht. Allerdings litten sie am nächsten Tag unter starker Müdigkeit.

Später fand Wurtman heraus, daß sehr viel niedrigere Hormonmengen ausreichen. Schon 0,1 bis 0,3 Milligramm zur Mittagszeit treiben den Melatoninspiegel auf nächtliche Werte – und schläfern ein. Die gleiche Dosis am Abend verkürzt die Zeit bis zum Wegdämmern auf etwa fünf Minuten. Anders als herkömmliche Schlaftabletten verändert Melatonin weder Tief- noch Traumschlaf, macht nicht süchtig und zeigt bislang keine Nebenwirkungen. Melatonin scheint die bessere Alternative.

Allerdings fehlen derzeit noch die großen klinischen

Studien, wie sie bei Medikamenten vor ihrer Zulassung durch die Behörden vorgeschrieben sind. Ärzte, die mit Melatonin therapieren möchten, können nur auf die Ergebnisse kleinerer Versuchsreihen zurückgreifen – wissenschaftliche Experimente, die in Fachzeitschriften veröffentlicht sind. Wie wir bereits erfahren haben, tauschen im weltweiten Computernetz Internet Melatoninnutzer ihre Erfahrungen aus. Etwa 80 Prozent von ihnen berichten, daß sie dank Melatonin leichter einschlummern und besser schlafen. Jeder zehnte reagiert allerdings gar nicht auf das Hormon. Der Rest klagt über Alpträume, Kopfschmerzen, morgendliche Übelkeit und Depressionen.

Am ehesten helfen Melatonintabletten bei Schlafstörungen, die durch Melatoninmangel verursacht sind. Weil die Hormongabe den Mangel ausgleicht, beseitigt es die Ursache des Problems. Bei einem unregelmäßigen Tag-Nacht-Rhythmus, etwa durch Schichtarbeit oder Jet-lag, stellt Melatonin die innere Uhr. Das tägliche Auf und Ab der Körperrhythmen spielt sich neu ein. Auch hier packt Melatonin das Problem bei der Wurzel: Es behebt die Synchronisationsstörung.

Altersbedingte Schlafstörungen gehen häufig auf eine geringere Melatoninproduktion zurück. Das bestätigten kürzlich israelische Wissenschaftler. Sie verglichen Schlafverhalten und Melatoninspiegel im Blut von Jungen und Alten, Schlafgesunden und Schlafgestörten. Bei allen schlechten älteren Schläfern nahm die Zirbeldrüse erst spät in der Nacht ihre Arbeit auf und erzeugte erheblich weniger Melatonin als bei den Gesunden. Melatonin verhilft auch Kindern mit Nervenkrankheiten wie Autismus, Epilepsie, Down-Syndrom und Lähmung des Rückenmarks zu einer erholsamen Nachtruhe. Als Dr. James Jan an der Kinderklinik in Vancouver, Kanada, das Hormon an seinen kleinen Patienten ausprobierte, konnten viele von ihnen erstmals eine ganze Nacht durchschlafen.

Angesichts solcher Erfolgsmeldungen brechen manche Melatoninforscher in Begeisterung aus. »Melatonin wird verschreibungspflichtige Schlafmittel überflüssig machen«, schwärmt der Hausarzt Ray Sahelian aus Los Angeles. Und der Altersforscher und Mäusespezialist Walter Pierpaoli meint gar: »Was auch Ihr Schlafproblem ist, Melatonin wird immer und ohne Zweifel helfen, einen erholsamen Schlaf zu finden.« Beides ist gewiß übertrieben. Kein Medikament eignet sich für jeden Menschen und jedes Problem gleichermaßen. Gerade der gestörte Nachtschlaf kann auf viele verschiedene Ursachen zurückgehen. Daran orientiert sich die Therapie. Melatonin kann die ideale Lösung sein, muß es aber nicht. Das sollten Sie gemeinsam mit Ihrem Arzt entscheiden.

Bei chronischen Schlafstörungen kuriert Melatonin letztlich auch nur das Symptom und läßt die eigentlichen Probleme außer acht – genau wie die herkömmlichen Tabletten. Hinzu kommt: Noch weiß niemand, welche Folgen eine Dauereinnahme des Hormons auf die körpereigene Melatoninproduktion hat.

Melatonin zur Vorbeugung

Das Versprechen ist zu groß: Gesund schlafen, dabei uralt werden und zudem fit, munter, aktiv bleiben – und das dank einer kleinen Tablette Melatonin. In den Vereinigten Staaten lösten die Erkenntnisse der letzten Jahre einen regelrechten Boom aus. Zeitweise verkauften die Händler bis zu 20mal mehr Melatonin als üblich. Als Schlaftablette und Mittel gegen Jet-lag war Melatonin schon länger im Handel. Nun versprechen sich viele tausend Kunden, mit dem Zirbeldrüsenhormon allerlei Krankheiten vorzubeugen: Krebs, Herzinfarkt, Immunschwäche und Altersgebrechen. Lohnt sich das?

Niemand kann heute diese Frage beantworten. Ein gesundes Mißtrauen erscheint jedoch angebracht: Für die Altersstudien an Mäusen benutzten Walter Pierpaoli und William Regelson einen Tierstamm, der wegen eines Erbfehlers gar kein Melatonin bilden kann. Indem die beiden Forscher den Mäusen Melatonin zum Futter gaben, glichen sie lediglich den Melatoninmangel aus. Das Schlimme daran ist, daß Pierpaoli dieses Manko verschwieg. Erst Kritiker deckten den Fehler auf. Ob Melatonin auch das Leben von Mäusen verlängert, die selbst ausreichend Melatonin erzeugen, ist noch unbewiesen. Und auf den Menschen lassen sich die Ergebnisse schon gar nicht übertragen.

Auch Russel Reiter erzielte seine Erfolge im Kampf gegen die freien Radikale bisher nur bei Mäusen und Ratten. Studien am Menschen fehlen völlig. Außerdem half

Melatonin erst in einer Konzentration, die weit über dem normalen Hormonspiegel im Blut liegt.

Michael Cohens Versuche, mit Melatonin Brustkrebs vorzubeugen, nehmen noch einige Jahre in Anspruch. Vorher läßt sich kaum Genaueres über die schützende Wirkung des Hormons sagen. Herz- und Kreislauferkrankungen gelten als typische Zivilisationskrankheiten. Durch einen gesunden Lebensstil, ausreichend Bewegung, Entspannung und eine ausgewogene Ernährung verringern Sie Ihr persönliches Risiko erheblich.

Auf viele Fragen gibt es noch keine Antwort. Spekulationen, Hoffnungen und Meinungen wiegen oft schwerer als Fakten. Nicht wenige amerikanische Forscher verdienen am Medienrummel um das Melatonin kräftig mit. Einige kooperieren sogar mit Pharmaherstellern. Private und wissenschaftliche Interessen vermischen sich auf ungesunde Weise. Für den medizinischen Laien kann es in dieser Situation eigentlich nur heißen: Keine dauerhafte Einnahme von Melatonintabletten – zumindest heute noch nicht.

Gefahr aus der Pillendose?

Risiken und Nebenwirkungen von Melatonintabletten konnten bisher nicht nachgewiesen werden. Als Wissenschaftler wissen wollten, welche Hormondosis Mäuse tötet, gaben sie den Versuch bald auf. Es gelang ihnen nicht, auch nur eine Maus umzubringen. Eine Überdosierung scheint nicht möglich. Sogar sechs Gramm Melatonin – das ist das 2000fache einer handelsüblichen Hormontablette – schaden nicht. Soviel schluckten Tag für Tag freiwillige Versuchsteilnehmer einen Monat lang. Sie klagten nur über Magendrücken und anhaltende Müdigkeit.

Nichts spricht gegen eine kurze, einige Tage dauernde Einnahme von Melatonintabletten, etwa bei Jet-lag oder akuten Schlafstörungen.

Hier überwiegen die positiven Wirkungen: Das Hormon hilft schnell, gut, ist preiswert und verursacht keine Nebenwirkung. Auch bei älteren Menschen mit erheblichen Rhythmusstörungen übersteigt der Nutzen des Hormons mögliche, bislang aber noch völlig unbekannte Schäden.

Gleiches gilt für Krebspatienten, wenn sich deren Lebensqualität mit Melatonin verbessert.

Was Melatonin jedoch langfristig ausrichtet, das kann niemand abschätzen. Wie wirkt sich das zusätzliche Hormon auf die körpereigene Melatoninproduktion aus? Die meisten Melatonintabletten enthalten drei Milligramm Hormon.

Nach der Einnahme steigt der Melatoninspiegel im Blut schnell auf ein Vielfaches des Normalwerts. Ob das auf Dauer tatsächlich ohne schädlichen Folgen bleibt? Welche Wechselwirkungen können mit anderen Medikamenten auftreten?

Gibt es etwa auch Leiden, die durch Melatonin verstärkt werden? Fragen, die noch nicht beantwortet werden können.

Kritiker betrachten die Melatonineinnahme zur Vorbeugung gegen Krebs oder das Altern äußerst mißtrauisch. Hormone sind hochwirksame Substanzen, die schon in geringsten Mengen in den Stoffwechsel eingreifen. Sie beeinflussen und kontrollieren sich gegenseitig und unterstehen im Normalfall mehreren Kontrollmechanismen. Nicht ohne Grund dürfen Hormone nur nach ärztlicher Untersuchung und Beratung eingenommen werden. Warum sollte es bei Melatonin anders sein?

Neuerdings tauchen Hinweise auf, daß Melatonintabletten keineswegs so harmlos sind, wie es seine Anhänger gerne beschreiben. Bei vielen Säugetieren wirkt zusätzliches Melatonin auf die Keimdrüsen. Eierstöcke und Hoden schrumpfen. Einzelne Studien bringen Melatonin auch in Verbindung mit Augenschäden und Leukämie bei Ratten. Mäuse, die selbst ausreichende Mengen Melatonin bilden, sterben mit dem künstlich zugeführten Hormon möglicherweise sogar früher. Es kann bösartige Wucherungen an den Geschlechtsorganen begünstigen.

Hände weg von Melatonintabletten!

Der Melatoninforscher und Spezialist für freie Radikale Russel Reiter von der Universität Texas empfiehlt beim Umgang mit Melatonin: Seien Sie lieber zu vorsichtig als zu leichtsinnig. Manche Menschen sollten sich bei der Melatonineinnahme zurückhalten oder sich von einem Arzt überwachen lassen. Reiter hat eine Liste mit einigen Risikogruppen zusammengestellt:

- Kinder aller Altersstufen: Sie haben von Natur aus einen hohen Melatoninspiegel.
- Frauen mit Kinderwunsch: Melatonin kann die Fruchtbarkeit einschränken.
- Schwangere Frauen: Hierzu liegen keinerlei Erfahrungen vor. Die Risiken für das ungeborene Kind sind völlig unbekannt.
- Stillende Mütter: Kleinere Mengen Melatonin werden über die Muttermilch auf das Kind übertragen.
- Menschen mit Allergien: Weil Melatonin das Immunsystem stimuliert, könnten sich die allergischen Reaktionen verschlimmern.
- Patienten mit Autoimmunkrankheiten, wie etwa rheumatische Arthritis, Lupus erythematodes, multiple Sklerose und Diabetes: Auch hier ist nicht auszuschließen, daß Melatonin das Krankheitsbild verstärkt.
- Personen mit Krebserkrankungen des Immunsystems und des Blutes (Lymphomen, Leukämie): Melatonin kann die Immunzellen und damit den Krebs noch weiter stimulieren.

- Patienten, die steroidhaltige Arzneimittel einnehmen, etwa Kortison oder Dexamethason: Melatonin beeinträchtigt die Wirkung der Medikamente.
- Menschen mit psychischen Erkrankungen: Es besteht die Gefahr, daß sich beispielsweise Depressionen verschlimmern.

Medikament oder Nahrungsergänzung?

Melatonin wird in den USA als Nahrungsergänzungsmittel und nicht als Medikament gehandelt. Deshalb kann jeder ohne Einschränkung die Einschlaf- und Anti-Jet-Lag-Pillen kaufen.

Man findet das Hormon in Gesundheitszentren, Reformhäusern und Drogerien im Regal neben Vitaminen, Mineralstoffen, Hustensäften und Heilkräutern.

Solange der zuständigen Behörde keine Hinweise über schädliche Nebenwirkungen vorliegen, warnt sie lediglich die Benutzer: »Sie nehmen die Substanz ein, ohne jegliche Gewähr, daß sie sicher ist oder Ihrer Gesundheit nützt.«

In Deutschland suchen Interessenten das Hormon vergeblich. Die Verantwortlichen im Bundesinstitut für gesundheitlichen Verbraucherschutz und Veterinärmedizin (BgVV) in Berlin halten weder die Wirksamkeit noch die Unbedenklichkeit des Präparats für wissenschaftlich hinreichend belegt. Sie erklärten Melatonin zu einer Substanz mit pharmakologischer Wirkung – also ein Arzneimittel. Weil Melatonin keinen Nährwert hat, ist es auch kein Mittel zur Ergänzung normaler Nahrung.

Melatonin gilt deshalb als Medikament und unterliegt den gesetzlichen Regelungen. Es ist nicht zugelassen, aber auch nicht ausdrücklich verboten. Wer seine Probleme mit dem Hormon therapieren möchte, muß sich die Pillen vom Arzt verschreiben lassen. Dann erst darf es der Apotheker im Einzelfall aus dem Ausland importieren. Das Risiko liegt beim Arzt – und beim Patienten.

Melatonin-Manie

Melatonin als sicheres, billiges und vor allem natürliches Allheilmittel – da können viele nicht widerstehen. Und einige wenige füllen ihre Kassen. Der amerikanische Hormonforscher Fred Turek von der Northwestern Universität in Illinois vergleicht die Behauptungen der Melatonineiferer mit denen der Männer, die mit Planwagen im Wilden Westen unterwegs waren und Schlangenöl als Wundermittel verkauften. Er wirft den Wissenschaftlern, die kräftig die Werbetrommel für ihre Botschaften schlagen, unlautere Übertreibung vor.

Der Rummel um das Hormon ist um so bedauerlicher, weil hier eine äußerst vielversprechende Substanz einen zweifelhaften Ruf erwirbt. Die Menschen, die das Hormon kaufen und unkontrolliert einnehmen, dienen letztlich als Versuchskaninchen. Allerdings ohne Ergebnisse für die Wissenschaft, denn große Studien sind nicht vorgesehen.

Dabei greift Melatonin mehr als alle anderen Hormone in unser Leben ein. Vom ersten bis zum letzten Atemzug entscheidet es über unser Wohl und Wehe. Wie wir nun wissen, ist es ein Wunderhormon, das Verblüffendes kann. Bewahren Sie sich Ihr Lebenselixier. Halten Sie Ihren Melatoninhaushalt in Schwung. Melatoninfreundlich leben heißt natürlich leben. Dies verhilft Ihnen zu vielen gesunden und lebensfrohen Jahren.

Literatur

Steven J. Bock, Michael Boyette:
Wunderhormon Melatonin. München, 1995

Anne Greveling, Dr. Axel F. Wenzel:
Melatonin. Das neue Wundermittel.
Küttigen/Aarau, 1996

Katalyse e.V.: Elektrosmog. Gesundheitsrisiken,
Grenzwerte, Verbraucherschutz. Heidelberg, 1995

Carol Örlok:
Die innere Uhr. In natürlichen Rhythmen leben.
Stuttgart, 1995

Walter Pierpaoli, William Regelson:
The Melatonin Miracle. New York. Simon & Schuster, 1995

Russel J. Reiter, Jo Robinson:
Melatonin. Your Body's Natural Wonder Drug.
New York. Bantam Books, 1995

Ray Sahelian:
Melatonin. Nature's Sleeping Pill. Marina Del Rey.
Be Happier Press, 1995

Fred W. Turek:
Melatonin hype hard to swallow. In: Nature. Vol. 379/1996

Stephan Volk: Schlafstörungen. Berlin Heidelberg, 1995

Register

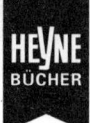

Stichwort

Information und Wissen in kompakter Form.
»Die Taschenbuch-Reihe gibt knappe, übersichtliche und
aktuelle Auskünfte zu den jeweiligen Themen.«

WESTFÄLISCHE RUNDSCHAU

Wilhelm Heyne Verlag
München

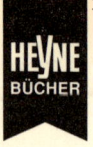

Musik ist Heilkraft für Leib und Seele

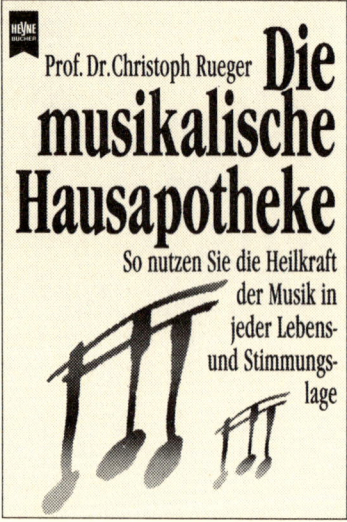

Prof. Dr. Christoph Rueger
Die musikalische Hausapotheke

So nutzen Sie die Heilkraft der Musik in jeder Lebens- und Stimmungslage

08/9482

Wilhelm Heyne Verlag
München

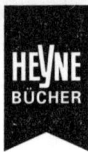

HEYNE BÜCHER

Norman Vincent Peale

*Positive Gedanken
für jeden Tag*

Heyne-Taschenbücher

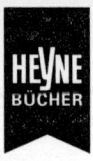